ENTRETIENS SUR L'HYGIÈNE

A L'USAGE DES CAMPAGNES

Paris. — Imp. Paul DUPONT et Cie, 45, rue Grenelle Saint-Honoré.

ENTRETIENS

SUR

L'HYGIÈNE

A L'USAGE DES CAMPAGNES

PAR

Le docteur DESCIEUX

Médecin de l'hôpital de Montfort-l'Amaury (Seine-et-Oise)
Ancien professeur d'hygiène à l'Institut agronomique de Grignon, lauréat de
l'Académie impériale de médecine (médaille d'or et mention honorable).

CINQUIÈME ÉDITION

OUVRAGE AUTORISÉ POUR LES BIBLIOTHÈQUES SCOLAIRES ET LES ÉCOLES PUBLIQUES
PAR ARRÊTÉ DU 28 FÉVRIER 1863

PARIS

LIBRAIRIE CLASSIQUE DE PAUL DUPONT

Rue de Grenelle-Saint-Honoré, 45

1866

Nous avons pensé qu'il serait utile de mettre à la disposition et à la portée des habitants des campagnes un enseignement hygiénique. Ayant professé cette science à l'institut agronomique de Grignon depuis 1837 jusqu'en 1849, et aux ouvriers de Montfort-l'Amaury en 1850 et 1852, préparé par ses études et aussi par la pratique médicale, qui le met en rapport avec les populations rurales, l'auteur du livre que nous publions aujourd'hui était dans des conditions toutes spéciales pour se bien faire comprendre et répondre exactement au but que nous nous étions proposé. Cet ouvrage est d'ailleurs le développement d'un premier travail destiné aux enfants des écoles primaires et dont le succès est du plus favorable augure (1).

Malgré les efforts qu'on a faits pour ne pas donner

(1) L'introduction du petit ouvrage dont il s'agit et qui est intitulé : *Leçons d'hygiène à l'usage des enfants des écoles primaires*, a été autorisée par décision de Son Exc. le Ministre de l'instruction publique en date du 30 juillet 1860.

aux entretiens qu'on va lire un caractère scientifique,
on n'a pu éviter d'employer quelquefois des expressions techniques; mais on a cherché à en éclaircir
partout le sens.

Espérons que les *Entretiens sur l'hygiène des
campagnes* vulgariseront parmi les populations rurales des notions si nécessaires à leur bien-être.
Nous nous estimerons heureux si nos lecteurs les
trouvent ici exposées assez nettement pour les mettre
aisément à profit.

ENTRETIENS SUR L'HYGIÈNE

A L'USAGE DES CAMPAGNES.

PREMIER ENTRETIEN.

En quoi consiste l'hygiène. — But de l'hygiène. — De la nécessité de
quelques notions sur l'organisation du corps humain. — Plan de l'ouvrage : 1° hygiène des fonctions organiques ou nutritives; 2° hygiène
des fonctions animales; 3° hygiène des facultés intellectuelles et morales. — L'hygiène appliquée au tempérament, à l'âge, au sexe, au
climat et aux professions. — Motifs qui donnent de la valeur aux
préceptes d'hygiène conseillés par un médecin-praticien.

On donne le nom d'hygiène à une science qui a pour but
de conserver la santé. Peut-être, parmi mes lecteurs, plusieurs ignorent que l'on peut apprendre à se bien porter, et
croient que, comme il suffit d'un peu d'attention pour savoir
que certaines choses sont nuisibles, chacun de nous est à
même, par sa prudence et sa propre expérience, de se faire
des règles d'hygiène. Il est vrai que l'expérience personnelle
est très-profitable à la santé; mais que vaut l'expérience d'un
seul comparée à celle de toutes les générations accumulées

depuis des siècles! La science de l'hygiène cherche donc et trouve dans le chaos du passé un guide sûr et certain pour l'avenir.

Que ce mot de science n'effraye personne; il est facile d'en prendre et d'en laisser. Je n'ai d'autre but, dans ce travail, que d'instruire facilement et fructueusement; je chercherai un langage simple et clair qui vous dira ce qu'il importe essentiellement de connaître et de pratiquer. On peut être étranger à toute science et cependant lire avec fruit tout ce qui se rapporte à l'hygiène. Loin de moi toute prétention d'écrire pour des savants; il ne faut pas oublier que c'est avant tout aux ouvriers, aux populations agricoles que je m'adresse.

Pour conserver notre santé, et par suite prolonger notre existence; pour perfectionner autant que possible les différentes parties qui composent notre être, il est nécessaire d'étudier en détail cette machine que l'on appelle le corps humain. L'ouvrier n'a pas besoin, pour être habile dans son métier, de savoir faire ou réparer la charrue ou la machine plus ou moins compliquée dont il se sert; mais, s'il possède le secret de son mécanisme; s'il comprend la force et la valeur de chacune des parties qui entrent dans sa composition, alors il lui sera facile d'en obtenir toutes les ressources, d'en développer toute la puissance, sans être exposé à la déranger ou bien à la briser. Je crois donc qu'il est utile et même nécessaire de vous démontrer le mécanisme du corps humain : ce sera vous mettre en état de le mieux conduire et d'en assurer la conservation.

Mais il ne suffit pas de connaître l'organisation de notre corps pour le conserver en santé, il faut encore que nous sachions quels sont les éléments qui agissent sur lui, ceux qui lui sont utiles, ceux qui lui sont nuisibles, et comment s'opèrent ces diverses influences. Ce champ est bien vaste et j'aurai beaucoup à dire, car tout ce qui existe dans la nature a de l'action sur nous; et nous, à notre tour, non-séulement nous pouvons, mais encore nous devons soumettre chaque chose à notre volonté et à nos besoins.

Vous entrevoyez déjà, par ce simple exposé, combien est étendu le domaine de l'hygiène. Ne vous en inquiétez pas, puisqu'il me sera possible de vous rendre clairs et faciles tous les développements qu'il importe de savoir.

Je vais donc vous exposer la méthode que je me propose de suivre pour arriver à ce résultat.

J'examinerai séparément et successivement :

1° Les fonctions qui nous sont communes avec tous les êtres de la création. Je leur donnerai le nom d'*organiques*. Elles comprennent tout ce qui est nécessaire à l'entretien de la vie; et, à cause de cela, on peut aussi les nommer *nutritives*. Elles existent chez toutes les plantes que produit la terre comme chez les animaux et chez les hommes. Chez l'homme, cette fonction comprend la digestion, la respiration, la circulation et l'expulsion du corps de tout ce qui lui est nuisible et que l'on désigne sous le nom de sécrétion. 2° Les fonctions *animales*, c'est-à-dire celles qui n'existent à différents degrés que chez les animaux, fonctions seulement complètes chez l'homme et dans certains animaux qui se rapprochent le plus de lui par leur organisation. Elles ont pour instruments les organes des sens et du mouvement. 3° Enfin, les fonctions humaines mieux désignées sous le nom de *facultés morales et intellectuelles*.

L'hygiène des fonctions organiques ou nutritives commencera par une description abrégée mais suffisante cependant des organes qui opèrent la digestion; puis je parlerai des aliments, des boissons et de toutes les causes qui peuvent agir dans la digestion. Ensuite j'indiquerai les premiers soins à donner au dérangement et aux maladies des organes chargés de l'exécution des fonctions digestives, et je terminerai par la prescription des premiers remèdes indispensables.

Je procéderai de la même manière pour l'hygiène des autres appareils organiques. Ainsi l'hygiène de la respiration sera précédée d'une description des poumons et des organes de la circulation qui ne peuvent être séparés, quand on en parle, sous le rapport hygiénique.

Après avoir fait ressortir la grande influence de l'air sur notre santé, les nombreuses causes qui le modifient, celles qui l'altèrent, les maladies que peut engendrer son altération, les moyens de les éviter, je parlerai des soins à donner à ces maladies, des moyens de reconnaître leur gravité et de la nécessité, pour les combattre, de demander promptement des secours éclairés.

Je ferai précéder l'hygiène des sécrétions d'une courte description des organes par lesquels elles ont lieu ; je m'occuperai plus particulièrement de la peau et des soins qu'elle exige pour bien remplir les fonctions qui lui sont attribuées. L'importance des bains et des vêtements préservatifs une fois établie, je dirai comment on soigne les plaies et les blessures qui ont leur siége à la surface du corps.

Cette première partie du cours terminée, je passerai à l'hygiène des fonctions dites animales : elle comprend tous les organes des sens et des mouvements, leurs maladies et les moyens de les prévenir comme ceux de les guérir.

Je tiens à remarquer que je ne parlerai jamais que des moyens de conservation ou des premiers soins à donner : il ne peut entrer dans le plan de ce livre d'indiquer un traitement quelconque pour une maladie; une fois pour toutes, c'est l'affaire du médecin.

Enfin, pour être plus sûrement compris, je ferai précéder mes préceptes d'hygiène d'une description suffisante de ces organes, et je vous donnerai quelques notions sur les agents qui peuvent impressionner nos sens. J'aurai, en terminant, à vous entretenir des affections de ces organes et à vous indiquer comment on les évite.

La troisième partie se composera de l'hygiène des facultés qui sont propres à l'espèce humaine : ce sont les facultés morales et intellectuelles. A cette occasion, je vous rappellerai quelles sont les nombreuses maladies du corps qu'occasionne la mauvaise direction ou la perversion des facultés intellectuelles et morales. J'espère qu'il résultera de l'exposition de ces faits quelques leçons qui seront comprises, et qui pourront, en vous montrant le danger, l'écarter facilement.

Cette dernière partie, qui peut être considérée comme de la morale médicale, n'est pas généralement assez connue des personnes qui, par insouciance ou ignorance, n'ont pas l'habitude d'observer. Je la recommanderai donc plus particulièrement à votre attention.

Ici se terminera le cours d'hygiène proprement dit. Ces règles, quoique données principalement en vue d'être appliquées aux classes ouvrières, conviennent à tout le monde. Mais, comme certaines circonstances modifient profondément ces règles, je consacrerai quelques leçons à vous les faire comprendre. Ainsi, je m'attacherai à vous démontrer l'influence du climat sur le corps humain; les règles d'hygiène qu'exigent les tempéraments, les âges, les sexes et les professions.

Vous savez maintenant ce qu'on entend par hygiène, son

but et son utilité. Vous ne doutez pas des services que peut
vous rendre cet enseignement. Aussi ne devrais-je pas avoir
besoin de vous dire pourquoi je le fais. Cependant, comme il
est indispensable que vous ayez confiance en mes avis, pour
que mes conseils, qui seront quelquefois sévères, soient accueillis, je vais, **en** terminant ce chapitre, développer mon
but et ma pensée.

Occupé depuis plus de trente-six ans, au milieu des populations de la ville et de la campagne, à combattre une variété
infinie de maladies, je me suis toujours fait un devoir de remonter à la source des causes qui les ont produites ; mes observations et mon expérience, d'accord avec la science, m'ont
prouvé que presque toujours ces maladies sont le résultat de
l'imprudence et de l'ignorance. De là ma ferme conviction
qu'un grand nombre pourraient être évitées, en avertissant
les imprudents et en éclairant les ignorants.

Qu'il me soit donc permis d'insister sur l'importance de
l'enseignement que je vais commencer et d'appeler toute 'attention de mes lecteurs sur son utilité. Une fois sorti de la
pratique médicale, il me sera doux de penser que ces conseils,
dictés par le désir d'être utile, seront peut-être suivis avec
efficacité. Ai-je besoin d'ajouter que ce serait pour moi la
meilleure récompense ?

Avec quel empressement le public n'accueille-t-il pas le
voyageur, le littérateur ou le savant, qui lui livrent les fruits
de leurs études, de leurs observations, de leurs découvertes.
Pourquoi n'en serait-il pas de même pour un médecin qui,
sans sortir du centre de sa modeste destinée, a cependant passé
sa vie à observer et à réfléchir ? S'il veut réellement servir les
intérêts de l'humanité, il n'examinera rien superficiellement ;
il ira scruter, chercher, descendre dans les plus minutieux

détails, remontera aux causes, étudiera les effets; enfin il ne négligera pas le plus petit indice qui a souvent pour lui la plus grande importance. On comprendra donc qu'en se recueillant, un médecin peut, sans attendre la maladie, donner des explications et des conseils d'un intérêt incontestable, bien que ses écrits puissent ne pas avoir l'attrait d'une plume exercée.

Ces réflexions m'ont donné du courage et seront un titre à la confiance du lecteur. Ne puis-je pas aussi lui dire que l'enseignement de l'hygiène ne m'est pas étranger, puisque, pendant douze ans, je l'ai exercé à l'Institut agricole de Grignon. Plus j'ai vieilli dans ce professorat, plus j'en ai compris la sérieuse importance comme le besoin de le rendre populaire, c'est-à-dire accessible à toutes les intelligences.

Avant d'aborder ce deuxième entretien, je dois avouer que je fais principalement appel aux esprits sérieux et qui veulent tirer profit d'une lecture. Comment! nous ignorons presque toujours ce qu'il importe essentiellement de connaître, et cette ignorance est la source de mille dangers. Combien vivraient mieux, combien s'épargneraient les graves maladies de l'âge mûr et les infirmités de la vieillesse, avec une hygiène bien entendue!

DEUXIÈME ENTRETIEN.

D'après le plan exposé dans la première leçon, nous allons
commencer par quelques notions sur les organes qui servent
à nourrir et à entretenir notre corps. Elles sont indispensables
pour faire comprendre ce que j'ai à dire de l'hygiène de ces
organes chargés de si importantes fonctions.

On appelle corps organisés ceux qui ne vivent, ne se développent et ne durent qu'à la condition de prendre en dehors
d'eux-mêmes des matières étrangères qu'ils s'assimilent, après
leur avoir fait subir une préparation spéciale.

Cette loi est commune à tous les êtres qui existent dans la
nature, et chacun d'eux a un système d'organes particuliers
affectés à cette fonction. Ce système est simple pour les produits de la terre; il se compose de racines qui puisent la
nourriture dans le sol, et de feuilles qui en tirent de l'air.
Chez les animaux, cet appareil que l'on désigne sous le nom de
digestif est plus compliqué. Il l'est d'autant plus que la nourriture dont ils ont besoin est plus variée. Chez l'homme, la
nourriture du corps exige le concours d'un grand nombre

d'organes, et cela à cause de la multiplicité des matières qui entrent dans sa composition : ainsi il a des organes chargés de faire subir aux aliments une préparation qui les rende propres à la nutrition ; d'autres charrient, transportent cette matière alimentaire devenue liquide dans toutes les parties du corps pour y répandre la vie. Ce liquide, qui est le sang, rencontre les poumons qui le vivifient, puis les glandes qui l'épurent. Plus tard nous reviendrons sur ce sujet. Maintenant occupons-nous des organes de la digestion proprement dits.

Le principal organe de la digestion est situé à la partie supérieure du ventre : c'est une espèce de poche qu'on appelle *estomac*. Avant d'y arriver, les substances alimentaires dont nous faisons usage, souvent trop dures et trop coriaces pour être digérées facilement (car nous n'avons pas sous ce rapport le privilége des oiseaux et des volailles de nos basses-cours dont l'estomac peut broyer les grains les plus durs), sont coupées, déchirées et broyées par nos dents. Pendant que ce travail si indispensable que l'on appelle la *mastication* s'opère, il s'écoule, des glandes placées dans le voisinage de la bouche, un liquide, *la salive*, qui se mêle aux aliments et les imbibe ; il résulte de cette double action une pâte qui franchit le gosier, descend dans un conduit traversant la poitrine et arrive dans l'estomac. Là, les aliments s'accumulent pendant le repas et y séjournent plus ou moins longtemps, selon leur nature, pour y subir une seconde préparation.

Cette nouvelle opération est bien importante : c'est la *digestion* proprement dite. La nourriture profite plus ou moins selon que l'estomac digère bien ou mal. Aussi, je crois nécessaire de faire connaître ce qui se passe dans ce moment, pour que plus tard vous teniez compte de ce que nous dirons sur ce qui peut la compromettre.

Après le repas, l'estomac s'étant rempli, il sort de petites glandes placées dans ses parois un liquide qui pénètre les aliments et qui a la propriété de faciliter leur dissolution : cette action est favorisée par le pouvoir qu'a l'estomac de se resserrer et de comprimer ce qu'il contient; et, par les secousses et les ballottements provenant de la respiration et de chaque mouvement qu'exécute notre corps, il résulte de toutes ces causes que les matières alimentaires, quand rien ne vient troubler ce travail, sont converties en une substance homogène, c'est-à-dire que les aliments bien digérés ont perdu leur consistance, leur couleur et ne forment plus qu'une pâte molle à laquelle on donne le nom de *chyme*. Arrivé à ce degré de préparation, ce chyme sort de l'estomac par une ouverture que l'on appelle le *pylore;* il est versé dans les intestins; à son entrée dans cette partie du tube digestif, la matière alimentaire est encore mêlée à deux liquides : celui qui provient du foie et que vous connaissez de nom, c'est la *bile*; l'autre qui ressemble à de la salive s'appelle *fluide pancréatique.* Ces deux liquides sont encore nécessaires pour dissoudre et rendre assimilables, comme l'on dit, certains aliments.

Tous ces mélanges, toutes ces combinaisons qui se passent dans la première partie de cette portion du canal digestif que l'on appelle *intestins grêles*, ont pour résultat de perfectionner la matière nourrissante : c'est, pour rendre ma pensée plus claire, un compost qui contient tout ce qui est nécessaire pour nourrir le corps et qui est prêt à être employé. Cette composition descend dans ce conduit, parcourt son étendue, qui a chez l'homme dix-sept à dix-huit fois la hauteur de son corps, et, dans ce passage, elle rencontre de petits orifices, de petits suçoirs qui en saisissent toute la partie nourrissante qui est alors, à l'état liquide, d'une teinte blanchâtre et se nomme *chyle*.

Tout est disposé le long des intestins pour que la plus grande partie de ce liquide nourrissant soit absorbée, de sorte qu'il ne reste que le résidu de la matière alimentaire qui prend le nom de matière *excrémentielle* et vient s'amasser dans un sac susceptible de se dilater, qui termine les intestins, d'où elle est expulsée par un effort volontaire, quand il est rempli.

Ici se termine ce que j'avais à faire connaître des fonctions des organes de la digestion ; je crois maintenant que nous pourrons nous entendre, quand j'aurai à vous parler des précautions qu'exige ce grand acte de la vie pour qu'il s'opère régulièrement et sans désordre.

Vous connaissez l'instrument ; voyons maintenant quels sont les matériaux mis en œuvre lorsqu'il fonctionne.

Ce sont les aliments servant à notre nourriture. Toute substance, pour être alimentaire, doit provenir de matières organisées, c'est-à-dire ayant eu vie : c'est une condition indispensable pour qu'elle puisse nous être assimilée. L'homme ne peut donc se nourrir que de végétaux et d'animaux.

Les végétaux empruntent au sol et à l'air les matières qui les composent, et ces matériaux, ainsi transformés en une substance organisée, deviennent propres à la nourriture de l'homme. L'homme se nourrit encore de la chair de certains animaux, et la matière fournie par cet aliment, ayant subi une deuxième transformation, se rapproche davantage de notre organisation et s'incorpore plus facilement à nous ; elle est, en d'autres termes, plus nourrissante, plus succulente.

Cette double origine de nos aliments nous permet, pour l'étude que nous voulons en faire, de les diviser en *deux classes* : la première comprendra les aliments fournis par les végétaux, et la deuxième ceux fournis par les animaux. J'examinerai d'abord les propriétés nourrissantes de chacune de ces classes ; puis j'indiquerai les proportions qu'on doit leur faire subir pour en faciliter la digestion, et je terminerai par l'application des principes posés : ce qui constituera le *régime.*

Un très-grand nombre de végétaux, de ces êtres qui ne jouissent de la vie qu'autant qu'elle est nécessaire à leur reproduction, paraissent n'avoir été créés que pour une seule fin, celle de nourrir l'homme, soit directement, lorsqu'ils lui servent eux-mêmes d'aliments, soit indirectement, lorsqu'ils servent à nourrir des animaux dont la chair fournit à son tour à notre nourriture. Il résulte de ce fait que toutes les parties absorbées par notre corps et qui entrent dans sa composition proviennent de la terre d'où le premier homme a été tiré lui-même, comme l'enseigne l'Écriture sainte, et ces paroles : *Tu sors de la poussière et tu retourneras en poussière,* sont exactes.

Voyons maintenant quels sont les principes nutritifs ou nourrissants que contiennent les végétaux.

Leurs racines, leurs tiges, leurs feuilles, leurs fleurs, leurs fruits, leurs graines en contiennent tous, mais plus ou moins. Il serait trop long d'examiner chacune de ces parties et d'en faire connaître les propriétés nutritives; mais il est important de savoir à quel caractère on connaît la valeur nourrissante d'un végétal. Nous ferons ainsi un peu de science, et je me servirai de noms peut-être étrangers à mes lecteurs; mais si je suis assez heureux pour me faire comprendre, j'aurai agrandi le cercle de vos idées en vous donnant quelques connaissances nouvelles, en vous initiant à des faits sans cesse renouvelés sous vos yeux et dont l'application est utile et facile à faire.

On trouve dans les végétaux de l'eau ; lorsque ce liquide a

une certaine consistance, autrement dit une certaine épaisseur, on lui donne le nom de *mucilage;* plus concentré encore, c'est de la *gomme,* une matière sucrée, des acides, de
l'huile ou matière grasse, de la fécule, du gluten, une matière particulière à chaque végétal à laquelle on donne le nom
de *légumine;* des sels et une substance solide non digestible que l'on désigne sous le nom de tissu ligneux : c'est ce
qui constitue le bois.

Examinons la valeur nutritive de chacune de ces parties.
Les végétaux très-aqueux, c'est-à-dire où l'eau domine, sont
peu nourrissants ; ceux qui sont jeunes ou qui n'ont pas
atteint leur complet développement peuvent être classés dans
cette catégorie : aussi les salades faites avec des feuilles,
n'ont presque aucune valeur nutritive, et les herbivores,
c'est-à-dire, les animaux qui se nourrissent principalement
d'herbes fraîches, sont obligés, comme vous le savez, d'en
consommer une quantité considérable.

Lorsque cette eau végétale est un peu plus consistante,
comme dans certaines racines et dans les graines qui ne sont
pas mûres, c'est alors du mucilage et de la gomme, arrivée à
ce dernier état; ce produit est un peu plus nourrissant; il paraît
même que cette substance, dont nous faisons des tisanes et
des sirops adoucissants, est employée comme aliment par les
peuples des contrées où elle est commune.

On trouve encore dans certaines parties des végétaux, dans
les fruits principalement, des acides de différente nature, qui
leur donnent une saveur particulière; ces acides ne sont pas
nutritifs, ils sont irritants dans dés proportions modérées, ne
compromettent pas la digestion; mais, concentrés ou bien
incomplètement mitigés par la matière sucrée, ils donnent à
certains fruits et à tous ceux qui ne sont-pas mûrs, une qua-

lité irritante dont les effets se présentent souvent chez les personnes qui en font un usage immodéré.

Les matières grasses végétales que l'on désigne en général sous le nom d'huile se trouvent principalement dans certaines graines ; ces graines fournissent l'huile utile à la préparation des aliments. Je vous dirai seulement que cette matière, combinée par la nature avec d'autres principes, se digère et nourrit.

La fécule et le gluten sont les deux substances les plus nourrissantes du règne végétal ; elles se rencontrent principalement dans les graines et dans les tubercules ; elles accompagnent toujours le germe de la plante qui les a produites, et elles jouent un grand rôle dans son développement. Semez-vous, par exemple, un grain de blé, voici les transformations qu'il subit avant que la plante qu'il doit produire sorte de terre : d'abord, sous l'influence de la chaleur et de l'humidité du sol, il se gonfle et se ramollit ; ces phénomènes sont dus à la fermentation du gluten et au ramollissement de la fécule qui se liquéfie en quelque sorte ; alors le germe engourdi se réveille, s'imbibe du liquide qui l'entoure ; de petits suçoirs se forment à sa surface, et absorbent la fécule et le gluten dissous. Le germe se les assimile, c'est-à-dire en fait sa première nourriture. Lorsqu'il a acquis assez de force, comme le petit poulet, il brise son enveloppe, ses racines se développent, vont puiser dans la terre la substance nécessaire, pendant que sa tige se vivifie à l'air qu'elle reçoit et dont elle se nourrit.

Cette théorie de la germination n'est pas un hors-d'œuvre ; elle vous fait comprendre pourquoi la matière la plus nourrissante fournie par les végétaux se trouve principalement dans leurs graines qui sont l'enveloppe du germe ; c'est donc la première nourriture de ce dernier que nous nous approprions. L'analyse chimique a aussi trouvé des sels, du sucre, et, dans quelques-unes, des matières grasses, substances qui toutes sont nécessaires à l'entretien de notre corps : enfin, les farines, qui occupent une si grande place dans notre alimentation, nous viennent de certaines graines broyées et préparées : mais je reviendrai sur ce sujet lorsque je parlerai de la préparation des substances alimentaires.

De ce que je viens de vous expliquer, retenez que les graines sont les parties les plus nourrissantes des végétaux, et qu'elles doivent cette propriété à la fécule et principalement à cette substance appelée gluten : c'est le blé qui en renferme la plus grande quantité.

Le principe désigné sous le nom de *légumine* donne aux plantes leur saveur particulière et aussi leur couleur; il est regardé comme nourrissant; sa propriété est *excitante*, et elle se rencontre en assez grande quantité dans les végétaux dont la saveur est forte et prononcée : les lentilles, les artichauts, certains choux, le céleri, etc., en contiennent plus ou moins. Enfin, cette substance peut être considérée comme un stimulant que la nature a mêlé avec nos aliments pour en faciliter la digestion.

Je vous ai dit qu'il se trouve des sels dans les végétaux; l'analyse chimique en fait paraître dans toutes leurs parties; ces sels doivent, ainsi que la légumine, être regardés comme un assaisonnement naturel; ils trouvent leur emploi dans l'organisation du corps humain, et on peut croire qu'ils concourent à la composition de nos tissus, et notamment à celle des os.

Le tissu ligneux qui constitue la charpente des végétaux et leur donne de la solidité, n'a aucune valeur nutritive; il se trouve souvent tellement combiné avec les substances alimentaires qu'il est ingéré avec elles dans notre estomac, et n'étant pas digéré, il forme en grande partie la matière excrémentielle qui sort par les intestins lorsque la digestion est complète.

Maintenant que vous connaissez chacune des substances qui composent les végétaux, vous pourrez apprécier, à l'inspection d'une plante, ses qualités nourrissantes, et, pour vous familiariser avec cette recherche, je vais en faire quelques applications.

Les feuilles et les fleurs contiennent principalement un mucilage assez clair, un peu de légumine, beaucoup de tissus ligneux et pas de fécule; dès lors elles sont peu nourrissantes.

Les racines contiennent du mucilage plus consistant, certains sucs, de la gomme et de la fécule; par suite, elles sont plus nourrissantes.

Les fruits mûrs et aqueux sont peu nourrissants; ceux qui sont charnus, dont le mucilage est plus épais et dans lesquels la matière sucrée domine, le sont davantage.

J'ai assez prouvé pourquoi les graines sont, de toutes les parties du végétal, celles qui contiennent le plus de matières nourrissantes.

Je terminerai en posant comme principe général, que la valeur nutritive d'un végétal ou d'une de ses parties est en raison de son degré de développement, c'est-à-dire, que c'est lorsqu'il est complétement mûr, qu'il a atteint son plus haut point de perfection, qu'il possède dans toute son intensité sa puissance nourrissante.

TROISIÈME ENTRETIEN.

Matières alimentaires fournies par le règne animal. — Examen des principes immédiats qu'elles fournissent à l'alimentation. — De l'albumine. — De la gélatine et de la fibrine, etc. — Du lait et des œufs.

Nous nous sommes occupés, dans le deuxième entretien, de la valeur nutritive des différentes substances alimentaires fournies par le règne végétal; nous passerons maintenant aux aliments du règne animal.

Pour vous faire connaître ce que valent comme aliments les différents animaux que nous employons à notre nourriture et les parties qui les composent, je me servirai de la méthode adoptée pour les végétaux; j'examinerai donc successivement la valeur nutritive des principes immédiats qu'ils contiennent, et connus sous le nom d'albumine, de gélatine, de graisse, de fibrine, d'osmazôme et de sels de différentes natures.

L'albumine est une substance molle qui se rencontre presque à l'état de pureté dans le blanc d'œuf; elle domine dans les jeunes animaux et se trouve toujours en grande quantité combinée à d'autres principes dans le sang, le cerveau, le foie, etc. Cette substance n'est ni sensible, ni contractile, enfin, c'est de la matière animale à peine organisée; aussi, et par suite, elle est à peine nourrissante. On pourrait dire qu'elle est aux animaux ce que le mucilage est aux végétaux; c'est par ce motif que, dans le langage scientifique, on dé-

signe ce fluide muqueux des végétaux sous le nom d'*albumine végétale.*

La *gélatine* est une substance plus consistante que l'*albumine;* elle ne paraît guère plus organisée que cette dernière ;
cependant elle renferme plus de matières nutritives ; elle se
rencontre également en grande quantité chez les jeunes animaux, prédomine sur les autres principes dans les pieds, les
jarrets et les os, et se trouve mêlée avec eux dans toutes les
autres parties de l'animal.

La gélatine a donc une certaine valeur nourrissante ; elle
forme la base des gelées de viande et existe en grande quantité dans le bouillon ; cependant il ne faut pas croire qu'elle
seule puisse nourrir, car des expériences ont démontré qu'elle
ne doit faire partie du bouillon que dans certaines proportions.

Il me paraît utile, à cette occasion, de dire que tous les
jours on perd, par ignorance ou négligence, une grande
quantité de gélatine contenue dans les os des viandes que l'on a
fait rôtir, bouillir ou griller ; si l'on se donnait la peine de les
conserver proprement ; si lorsqu'on en a amassé une certaine
quantité, un kilo, par exemple, on les écrasait grossièrement
pour les faire bouillir dans cinq ou six litres d'eau, en y ajoutant quelques légumes, on obtiendrait alors un bouillon nourrissant et savoureux.

La graisse chez les animaux correspond à l'huile des végétaux ; d'une consistance différente, selon les espèces qui la
produisent, elle est ferme et dure chez les uns, comme dans
le porc, le bœuf et le mouton ; fluide chez certains poissons ;
réunie en masse, dans certaines régions, elle est mêlée à la
plupart des tissus. Ce principe, plus organisé et plus anima-
lisé que ceux dont j'ai déjà parlé, est aussi plus nourrissant.

La *fibrine* est cette matière animale que l'on désigne sous le nom de chair; elle constitue les muscles qui enveloppent tout le corps, garnissent les membres et sont, comme je vous le dirai plus tard, les agents du mouvement; elle est essentiellement nourrissante, et on cherche toujours à la développer le plus possible dans l'élevage ou l'éducation des bestiaux destinés à la boucherie; elle doit sa faculté nutritive à ce qu'elle est parfaitement organisée et animalisée, et on reconnaît ses qualités à la fermeté du tissu que ses fibres réunies constituent, et à la présence des vaisseaux sanguins qui y apportent la vie avec le sang, enfin la faculté de se contracter indique son haut degré d'animalisation.

La valeur nourrissante de la chair diffère, selon l'âge et l'espèce de l'animal d'où elle provient. Si le sujet est jeune, s'il a été élevé dans nos basses-cours, sa chair, qui n'a pas eu assez d'activité, est molle et pâle, elle n'est pas très-nourrissante; ce tissu organique a, par lui-même, une certaine densité; il est donc plus facile à digérer quand il est entremêlé de matières grasses qui l'attendrissent et lui donnent plus de saveur; c'est le but que les éleveurs poursuivent.

La fibrine à l'état de pureté se trouve aussi chez la plupart des jeunes animaux, chez certaines volailles de nos basses-cours et dans la plupart des poissons; elle a aussi une couleur blanche: aussi donne-t-on à ces viandes le nom de viandes blanches. Lorsqu'elles sont tendres et qu'il ne s'y trouve pas une trop grande quantité de graisse, elles sont d'une digestion facile.

Quand, au contraire, la chair proprement dite est d'une couleur rouge plus ou moins foncée, elle prend le nom de viande noire; ses propriétés sont modifiées, et elle doit ce

changement à l'addition d'un principe dont je vais vous parler;
c'est l'*osmazôme*.

Cette matière, qui a été extraite de la viande par les chimistes, est à la chair ce que la légumine est aux végétaux; c'est elle qui donne aux viandes leur saveur, leur odeur particulière et leur couleur brune plus ou moins foncée. On accorde à l'osmazôme une grande valeur nourrissante; on en fait des tablettes dites nutritives qui mériteraient leur nom si, en général, elles ne contenaient plutôt de la gélatine.

Ce principe a encore une propriété excitante connue par les effets produits sur le corps par l'usage habituel des viandes noires; dans les proportions convenables, cet excitant favorise la digestion : considérée sous ce rapport, l'osmazôme est un assaisonnement naturel, nécessaire pour aider la digestion de la fibrine à laquelle elle est toujours réunie.

Comme dans les végétaux, il existe dans les animaux des sels de différentes natures qui trouvent aussi leur emploi dans la composition et l'entretien de notre corps.

Je veux faire remarquer que la plus grande partie des animaux qui servent à notre nourriture sont des herbivores, c'est-à-dire qu'ils se nourrissent du produit du sol; il n'y a guère que le porc, dont l'organisation de l'appareil digestif se rapproche de la nôtre, qui fasse exception à cette règle, et vous savez tous que, s'il n'y a pas d'inconvénient à ce que cette viande fasse partie de notre alimentation en petite proportion, on ne pourrait s'en nourrir exclusivement; ce qui nous prouve encore qu'elle est dangereuse, au moins dans certaines contrées, c'est qu'elle avait été proscrite par le législateur des Hébreux.

Nous avons instinctivement de la répugnance pour les animaux carnivores, oiseaux et quadrupèdes; leur chair noire, d'une odeur forte et désagréable, indique qu'elle est surchargée d'osmazôme; cet état est dû sans doute à ce que la matière qui constitue les carnivores est à son troisième degré d'organisation : en effet, tirée du sol par les végétaux, elle reçoit un premier degré d'organisation; en passant dans le corps des animaux herbivores, elle atteint un deuxième degré; enfin elle subit, en nourrissant le carnivore, une troisième modification, un troisième degré d'organisation; chez ce dernier, elle est donc bien loin de son état primitif, et on peut croire qu'elle acquiert, dans ces transformations, des qualités âcres et excitantes qui la rendent peu propres à servir à la nourriture de notre corps : le sentiment naturel qui nous fait repousser les viandes de cette catégorie est expliqué par ma théorie.

D'après ces longs développements sur les propriétés des différentes parties qui entrent dans la composition des viandes dont nous nous nourrissons, il vous sera facile de reconnaître, à la simple inspection d'un morceau quelconque d'un animal quadrupède, oiseau ou poisson, sa valeur nutritive : si vous avez sous les yeux un morceau de viande dont le tissu soit mou et pâle, il provient d'un animal jeune ou de parties où l'albumine et la gélatine dominent; cela vous indique qu'il est peu nourrissant; si la graisse domine, ce morceau de viande a encore peu de valeur; si, au contraire, il est composé principalement de chair ferme, plus ou moins colorée, à ces caractères vous reconnaissez la fibrine isolée ou mêlée à de l'osmazôme, et vous pourrez être assurés que cette viande est très-nourrissante.

Ces applications, faites à toutes les viandes, vous donneront des renseignements certains sur leur valeur nutritive.

Pour terminer l'examen des matières alimentaires sous ce

rapport, il me reste à vous entretenir de deux produits animaux, *des œufs et du lait.*

Les œufs, qui font partie de notre alimentation, proviennent principalement des poules ; le blanc, qui en compose la plus grande partie, est de l'albumine presque pure ; le jaune contient une matière colorante qui le rend un peu plus nourrissant et légèrement excitant : vous dire la composition des œufs, c'est vous prouver qu'ils ont peu de valeur nourrissante. Les préparations si variées qu'on leur fait subir les rendent plus ou moins faciles à digérer ; quand la cuisson ne fait qu'épaissir un peu l'albumine, la digestion de l'œuf est facile ; si, au contraire, elle devient ferme et dure, sa digestion est laborieuse pour les estomacs délicats.

Les œufs de poisson se digèrent facilement, excepté ceux du brochet et du barbeau dont la coque épaisse et dure résiste à l'action digestive de l'estomac et occasionne des coliques.

Le lait contient de l'eau, de l'albumine, une matière sucrée, une matière grasse et des sels : d'après ce que je vous ai dit de la valeur des éléments qui entrent dans cette composition, vous voyez que le lait est nourrissant, et il l'est d'autant plus que l'albumine, le sucre et la matière grasse sont en plus grande proportion ; c'est ce qu'il est facile d'apprécier, à peu près, sans opération chimique. Quand vous abandonnez du lait à lui-même, au bout d'un certain temps, il se sépare en deux parties, l'une liquide et l'autre plus épaisse, molle et plus légère, qui surnage ; la première est composée d'eau, d'albumine et de sucre ; la seconde est presque entièrement formée par la matière grasse que l'on retire par le battage, sous la forme de beurre. La première partie, abandonnée plus longtemps à elle-même, se sépare en deux autres, se caille enfin ; l'une est liquide, claire et limpide, c'est l'eau ou le petit lait ; l'autre, consistante et blanche, est presque entièrement composée d'albumine ; elle représente exactement avec le beurre la partie nutritive contenue dans le lait.

Quant au sucre et aux sels, ils disparaissent dans ces transformations ou bien se combinent en différentes proportions · avec chacun des éléments.

D'ailleurs, la valeur nutritive du lait n'a pas besoin d'être démontrée : tout le monde sait que de tous les aliments c'est le seul qui convient aux petits êtres dont les mères ont des mamelles. A cette occasion, je dois répéter ce qui a été dit tant de fois, qu'il est bien regrettable que tant d'êtres humains soient privés du lait maternel, sans motifs suffisants, tandis que tous les animaux ont cet avantage. Chez les bêtes, il faut une lutte pour séparer le nouveau-né de sa mère ; chez l'homme, les plaisirs, les distractions suffisent seuls souvent pour la dispenser de nourrir son enfant et pour le priver de son sein.

J'aime à croire que la plupart des femmes de mes lecteurs s'acquittent ordinairement de ce devoir si doucement récompensé par des jouissances qu'elles apprécient ; mais je sais aussi qu'il en est qui aiment mieux, pour éviter les souffrances que causent quelquefois les commencements d'allaitement, élever leurs enfants au biberon ; qu'elles sachent que l'on ne doit employer cette méthode qu'à la dernière extrémité et qu'il vaut mieux encore avoir recours à une nourrice qu'au lait fourni par les animaux.

Le lait qui passe directement du sein de la mère dans la bouche de l'enfant peut être regardé comme une nourriture vivante, animalisée ; il semble qu'elle contient autre chose que de la matière ; d'ailleurs les éléments qui entrent dans sa composition sont dans un état de mélange qui facilite la digestion; il n'en est pas de même lorsqu'il est sorti de la mamelle, car, aussitôt, par un travail chimique qui s'opère, les principes qui le composent se séparent; aussi le lait étranger que vous donnez à un enfant exige toujours de plus grands efforts d'estomac pour être digéré, ce qui en fait la cause d'une foule de maladies pour ces petits êtres.

Il était de mon devoir de vous donner cet avertissement qui devra rester gravé dans votre mémoire.

Le lait fait donc partie de notre alimentation; tel que la nature le produit, il convient à tous les âges de la vie; c'est une nourriture saine, agréable, légère et adoucissante; mais, seul, il serait insuffisant pour développer le corps des jeunes gens et pour réparer les forces du travailleur. Les pâtres qui en font un grand usage y joignent d'autres aliments, et d'ailleurs ils habitent les montagnes où l'air vif qu'ils respirent tempère ses effets débilitants; aussi, dans les grandes villes où l'air est moins vif, moins pur, une alimentation basée sur le lait est-elle contraire à la santé et insuffisante.

On fait subir au lait plusieurs préparations dont les propriétés alimentaires sont différentes. Je vous les ferai connaître dans la prochaine leçon.

QUATRIÈME ENTRETIEN.

Vous savez maintenant quelles sont les substances alimentaires qui nous sont fournies soit par les végétaux, soit par
les animaux ; vous connaissez aussi les moyens d'en apprécier
la valeur nourrissante. Les voilà telles que la nature nous les
donne ; elles ont donc besoin de subir certaines préparations
qui doivent avoir pour résultat d'en favoriser la digestion.
Nous allons nous occuper de ces préparations.

L'homme civilisé, qui n'a pas la même puissance d'organes
digestifs que les animaux sauvages, pouvant absorber les aliments tels que la nature les produit, a besoin, pour développer
toutes les forces et toutes les facultés dont il a reçu le germe
dans la création, d'une nourriture plus délicate, plus recherchée,
plus saine. Il en est de même des animaux domestiques et de
certains végétaux. La terre, avant de recevoir dans son sein le
grain qui se développera et acquerra une végétation puissante
et vigoureuse, a subi certaines préparations. Elle devient par
ce travail plus légère, plus perméable à l'air, à l'humidité, à la

2

chaleur; elle recouvre ainsi les principes nutritifs que ce précédentes récoltes lui ont enlevés. Qui ne sait pas ce qu'on peut tirer de la terre avec une culture bien ordonnée? Parmi les animaux domestiques, ceux qui sont le mieux soignés et le mieux nourris, en même temps qu'ils deviennent plus beaux et plus gras, sont aussi plus forts et plus vigoureux.

Chez nous, la préparation des aliments n'a pas pour but seulement de flatter l'organe du goût, c'est une nécessité due à la délicatesse de notre organisation, délicatesse originelle, ou du moins acquise; mais, en lui faisant aussi une loi de tout perfectionner pour l'approprier à ses besoins, la Providence a donné à l'homme l'intelligence qui lui en fournit les moyens.

Ces préparations sont l'assaisonnement, la cuisson et la fermentation.

L'assaisonnement consiste à ajouter aux aliments des substances qui les modifient de manière à en faciliter la digestion; ces assaisonnements sont excitants ou adoucissants, selon qu'il est besoin de suppléer à l'insuffisance de la saveur naturelle des aliments, ou d'en atténuer la nature trop irritante ou astringente pour la délicatesse de notre estomac; d'autres servent à ramollir les matières alimentaires.

Les différentes propriétés de ces assaisonnements indiquent tout naturellement leur division en trois classes : ceux qui *excitent*, ceux qui *adoucissent* et ceux qui *ramollissent*.

Parmi les excitants, le sel tient la première place : il est le plus utile et le plus employé; sa saveur styptique et mordante indique sa propriété; mêlé à nos aliments, il les rend agréables au goût et stimule notre appétit; arrivé dans l'estomac, son action augmente l'activité de cet organe, et par suite la sécrétion du suc digestif et ses contractions; la diges-

tion devient plus prompte, plus complète et plus profitable.
Enfin, son utilité, pour favoriser la digestion, est si bien re-
connue que les éleveurs le mêlent à la nourriture de leurs bestiaux pour hâter leur engraissement.

Après le sel, le vinaigre, dont l'emploi est très-répandu, a
les mêmes propriétés; mêlé aux aliments fades et mucilagi-
neux, il les rend plus sapides et favorise aussi leur digestion;
mais l'abus du vinaigre a encore plus d'inconvénients que celui
du sel; aussi combien de maladies excessivement graves le
médecin n'est-il pas appelé à soigner chez les jeunes personnes
qui en boivent pour se faire maigrir? Presque toujours elles
dépassent le but qu'elles veulent atteindre et finissent par
succomber.

A la rigueur, le sel et le vinaigre pourraient suffire comme
assaisonnement des aliments fades et dénués de force; mais
nous avons l'usage d'en employer d'autres qui agissent de la
même manière. Le poivre, les épices, le persil, le cerfeuil,
l'ail, la ciboule, l'oignon, l'estragon, la moutarde, etc., entrent journellement dans la composition des mets dont nous
nous nourrissons; ils sont tous stimulants, mais à des degrés
différents, et ils agissent sur l'organe du goût et sur l'estomac de manière à exciter l'appétit et à favoriser la digestion.
Prises dans les proportions convenables, ces substances ont
la même utilité que le sel et le vinaigre; malheureusement
l'abus que l'on en fait dépasse nos forces digestives et nos
besoins réels, et finit par déterminer des maladies d'estomac
qui compromettent la santé et la vie. L'usage intelligent de
ces condiments paraît, au contraire, indispensable dans certaines contrées où la température trop élevée affaiblit tous les
organes.

Dans les pays du Nord, les assaisonnements excitants sont

nécessaires, indispensables même, pour faciliter la digestion d'une nourriture substantielle et pour résister à l'action d'un froid intense. En un mot, je ne regarde les assaisonnements stimulants comme dangereux que lorsqu'ils sont employés dans le but de donner un appétit factice, qui, pour être entretenu, exige que la dose de ces substances soit augmentée ; malgré cela le goût se blase, devient insensible; et tous les organes digestifs et intestinaux sont en souffrance.

Le sucre, ce principe que la nature a placé dans presque toutes les substances destinées à notre nourriture, sert quelquefois à la préparation de nos aliments ; il convient de le mêler aux fruits trop acides pour les rendre plus agréables et moins irritants pour l'estomac ; en y joignant la coction, il en favorise la conservation ; c'est avec lui que l'on fait les gelées, les confitures et toutes les conserves : si elles n'ont pas une grande valeur nutritive, elles servent au moins à varier nos mets, ce qui n'a pas d'inconvénients pour la santé.

Le sucre se joint encore à la farine, au lait, au beurre, aux œufs et contribue à la confection des gâteaux et des crèmes. Si quelques-unes de ces compositions sont d'une digestion difficile, elles ne le doivent pas à la présence du sucre, car il est par lui-même très-facile à digérer, et il n'a pas, comme on l'a dit, l'inconvénient d'altérer les dents et d'échauffer.

Le sucre, base de tous les produits des confiseurs, ne mérite pas d'être considéré comme aliment, et je dois vous prévenir que, dans ces compositions si variées, il est souvent associé à des substances qui le rendent plus agréable, mais dont l'usage immodéré peut occasionner des accidents. Les matières employées pour le colorer de différentes nuances, sont quelquefois aussi âcres, irritantes et vénéneuses, et, quoique la police surveille cette fabrication, nous ne devons néanmoins manger certains bonbons qu'avec une grande circonspection.

Enfin le sucre entre dans la confection des sirops qui servent à adoucir nos boissons et nos tisanes.

Le miel est peu employé comme aliment, et il entre rarement dans la composition de nos mets ; il sert plutôt à adoucir nos tisanes, en leur communiquant la propriété laxative dont il est doué ; il est rarement pur et contient souvent de la cire ou d'autres corps étrangers dont on le débarrasse facilement en le faisant bouillir avec de l'eau et en l'écumant.

Les corps gras, tels que le beurre, l'huile et la graisse, si employés dans la cuisine, ramollissent le tissu des substances alimentaires et le rendent plus tendre, plus facile à digérer ; la combinaison de ces corps avec les aliments en corrige l'acidité ou l'âpreté ; elle leur donne une saveur douce et une propriété relâchante pour l'estomac. La trop grande quantité de ces subtances peut rendre leur digestion difficile et laborieuse ; mais on prévient cet inconvénient en y joignant un autre assaisonnement excitant.

L'action du feu change tellement la nature et les propriétés des corps gras, que, lorsqu'ils ont été assez chauffés pour bouillir, ils deviennent âcres et irritants. Nous avons un exemple de ce que je vous dis là dans la friture et dans les sauces dites rousses.

Enfin, comme le sucre, ils sont digestifs, nourrissants et ils augmentent la valeur nutritive des substances alimentaires.

Avant de terminer cette partie de l'instruction, je veux vous dire quelques mots sur les *champignons*. Employés dans certaines contrées comme aliment, ils ne servent guère dans notre pays que comme assaisonnement. Ce végétal est nourrissant et d'une saveur agréable; mais vous savez tous que le mauvais choix qu'on en fait occasionne souvent des empoisonnements. Il me serait impossible de vous indiquer ici à quel signe on peut reconnaître d'une manière certaine les bons d'entre les mauvais; le seul et meilleur conseil que je puisse vous donner, c'est de vous dire : *n'en mangez jamais.*

Pour rendre les aliments plus tendres et plus digestibles, on leur fait subir, selon leur nature, deux autres préparations : la coction ou cuisson et la fermentation.

La cuisson s'opère de deux manières : par l'action directe du feu et par l'action de l'eau bouillante.

Les viandes soumises à l'action directe du feu sont grillées ou rôties. Cette préparation détermine la formation d'une couche dure sur toute leur surface extérieure; la chaleur qui les pénètre lentement atteint toute leur épaisseur et opère leur cuisson; l'enveloppe ou la couche dure s'opposant à la sortie de la plus grande partie des matières dissoutes par la chaleur du jus ou suc, la chair en reste imbibée et n'en est que plus succulente. Par ce procédé de cuisson, on obtient des viandes tendres, bien nourrissantes et d'une digestion facile, sans l'addition d'assaisonnements énergiques; aussi il est à regretter que cette préparation soit si peu en usage parmi les ouvriers, qui ont pourtant besoin d'une nourriture substantielle. La cause en est, comme ils le disent et comme cela est vrai, que cette manière d'apprêter la viande ne profite pas assez.

Les châtaignes et les pommes de terre sont à peu près les seuls végétaux qui peuvent être cuits par l'action du feu sans l'intermédiaire de l'eau; je recommande ce mode de cuisson comme conservant à ces deux denrées toute leur saveur et leur valeur nutritive, tout en les rendant d'une digestion facile.

La préparation la plus ordinaire pour les légumes et les viandes, c'est la cuisson par l'eau ; quand elle est seulement en quantité nécessaire pour opérer la cuisson, on a une étuvée ; si, au contraire, elle est en grande quantité, on obtient du bouillon, c'est-à-dire un liquide nourrissant.

Pour préparer les aliments, viandes ou légumes, séparés ou combinés, on y ajoute plus ou moins d'eau, selon que la matière dont ils sont composés est sèche ou aqueuse, et selon aussi que l'assaisonnement, qui est toujours un corps gras, beurre, graisse ou huile, est en plus ou moins grande quantité.

Ces préparations de cuisine ont reçu différents noms : fricassées, étuvées, matelotes, etc. C'est sur elles que s'exerce l'art culinaire pour obtenir des mets qui flattent le goût et excitent à manger au delà des forces digestives de l'estomac, tandis qu'une cuisine bien entendue devrait tendre uniquement à préparer les aliments de manière à les rendre d'une digestion facile ; mais laissons de côté toutes ces recherches culinaires qui n'ont d'autre but que de développer la gourmandise.

Je ne regrette pas que les dépenses qu'elles occasionnent vous en privent, car nous avons plus souvent à soigner les estomacs fatigués des riches que ceux des ouvriers sobres qui ont à peine le nécessaire. Cette insuffisance a moins d'inconvénients que l'excès.

Par la cuisson, ces aliments sont rendus tendres et commodes à digérer ; le tissu dur et ferme des viandes et des végétaux se ramollit ; les principes solubles donnent un jus succulent et nourrissant ; la fécule se gonfle, l'enveloppe qui la contient crève et cette substance nourrissante s'approprie plus facilement au travail de la digestion. Ce mode de cuisson permet le mélange des viandes et des légumes et se prête à toutes les combinaisons possibles; les bonnes ménagères, connaissant mieux que nous comment il faut s'y prendre pour faire bon et à bon marché, il me suffit de dire que ce procédé, si employé pour la préparation de nos aliments, est très-sain.

Pour obtenir du bouillon, on fait cuire viandes et légumes, réunis ou séparés, dans une certaine quantité d'eau et l'on assaisonne.

L'action de l'eau bouillante fait fondre une partie de ce qu'il y a de nourrissant dans ces comestibles, et on obtient un liquide substantiel et d'une saveur agréable : ce bouillon sert dans nos ménages à tremper du pain pour faire ce qu'on appelle de la soupe. Ce mets d'un usage si répandu parmi les ouvriers, qui en mangent plusieurs fois par jour, mérite cette faveur ; je n'en connais pas qui réunisse à un plus haut degré ce que l'on doit rechercher dans un aliment, digestion facile et réunion de matières nutritives nombreuses. En effet, dans une soupe on trouve des extraits de viandes et de légumes, de la fécule et du gluten que contient le pain ou la pâte préparée qui le remplace sans avantage dans ce que l'on appelle des potages.

Je vous ferai remarquer que les légumes secs ont une enveloppe dure et coriace qui résiste à l'action de l'estomac; s'ils ne sont pas bien cuits, ou si, par la mastication, leur écorce n'a pas été broyée, alors ils traversent les intestins sans servir à sa nourriture; aussi doit-on apporter beaucoup de soin à leur cuisson. Il est une préparation spéciale qu'on pourrait leur faire subir avec un grand avantage : elle consisterait à faire passer ces légumes dans une passoire, de manière à retirer l'enveloppe, et à faire du reste une purée qui a toutes les qualités du végétal sans en avoir les inconvénients.

La cuisson de certains fruits les rend d'une digestion plus facile en les dépouillant de leur âcreté et en les attendrissant; l'on s'en sert ainsi pour les conserver ; dans ce cas on dirige l'action de la chaleur de manière à évaporer toute l'eau qu'ils contiennent et à les dessécher : c'est par ce procédé que l'on conserve les prunes et autres fruits.

La fermentation de certaines substances alimentaires en change la nature, développe des principes nouveaux et les rend propres à la digestion. Cette préparation, qui n'est autre qu'un commencement de décomposition, s'opère sous l'influence de la chaleur et de l'humidité. La matière que l'on veut y soumettre doit être placée dans un lieu chaud; si on veut activer cette préparation, on y ajoute un principe composé d'une certaine quantité de matière déjà arrivée à un degré assez avancé de décomposition, c'est ce qu'on appelle du *levain*, de la *présure*.

Le pain est la principale substance alimentaire à laquelle cette préparation est indispensable ; aussi, à cause de son importance, par la place qu'il occupe dans l'alimentation des habitants de notre pays, je parlerai de sa confection et des caractères que doit offrir un pain bien conditionné. Cet aliment ne se fait qu'avec des farines qui contiennent la matière que je vous ai déjà désignée sous le nom de gluten, parce que c'est sur cette substance qu'agit la fermentation. On ajoute à la pâte formée avec de la farine et de l'eau une certaine quantité de levain qui est, comme je viens de vous le dire, de la pâte fermentée.

Ce mélange, abandonné à lui-même, s'échauffe, se gonfle et se ramollit; il y a développement de gaz et tous les petits globules de fécule se brisent et laissent échapper la fécule qu'ils contenaient; tous ces phénomènes sont dus à la fer-

mentation. Lorsque ce commencement de décomposition a
acquis un certain degré de développement, la pâte est séparée
et mise en pain, puis placée dans un four où elle est soumise
à une température élevée, qui arrête la fermentation, détermine la formation d'une croûte qui enveloppe le pain, et à
travers laquelle la chaleur pénètre et va le cuire dans toute
son épaisseur.

Le pain bien fait, quand la fermentation a été suffisante,
doit, lorsqu'on le coupe, présenter des vides, des alvéoles,
des yeux, et enfin, s'il est bien cuit, la mie est molle sans
être humide.

C'est avec de la farine de froment que l'on obtient le pain
le plus nourrissant et le plus digestible; l'addition de farine
de seigle lui donne l'avantage de se conserver frais plus longtemps et d'être d'une digestion plus lente, qualité précieuse
pour nos ouvriers ruraux qui le fabriquent eux-mêmes tous
les huit ou dix jours, et qui, éloignés de leur domicile, à cause
de leurs travaux, ont besoin d'un aliment qui ne se digère pas
promptement.

Dans les contrées qui ne produisent pas du blé en quantité
suffisante, et dans les temps de disette, on a cherché à faire
du pain avec des farines d'orge, de sarrazin, de pommes de
terre, de haricots, de pois, de lentilles, etc.; ces farines ne
contenant pas de gluten, ou n'en contenant pas en quantité
suffisante pour que la fermentation puisse s'établir, le pain
que l'on fait avec elles est lourd et d'une digestion difficile;
aussi ne peuvent-elles être employées que mêlées dans de
faibles proportions avec la farine de blé; et, s'il y a nécessité
de s'en servir pour nourriture, il est préférable de les préparer d'une autre manière, d'en faire des bouillies avec du lait

ou de l'eau, en ajoutant un assaisonnement quelconque, pour
en faciliter la digestion.

Le lait, abandonné à lui-même et auquel on ajoute une
substance fermentative que vous connaissez tous sous le nom
de présure, et qui n'est autre chose que du lait ayant déjà
subi un commencement de décomposition dans l'estomac d'un
veau, fermente aussi et se sépare en deux parties, l'une liquide et l'autre solide; cette dernière, qui contient presque
tous les principes nourrissants, est composée de ce que vous
connaissez sous le nom de *caillet* et de crème, qui, réunis
ou séparés, servent à confectionner les différentes espèces de
fromages; la crème fournit le beurre.

Les fromages sont d'un usage si fréquent qu'il convient
que je vous dise ce qu'il faut en penser comme aliment.

Lorsqu'ils sont frais et composés de caillet et de crème, ils
sont agréables au goût et assez nourrissants, parce qu'ils contiennent du beurre; mais aussi, ils sont d'une digestion assez
difficile à cause des propriétés relâchantes de cette matière;
si la composition est différente, alors ils ne sont presque pas
nourrissants. En général, c'est l'absence du beurre qui ôte au
fromage une partie des principes alimentaires.

Pour les conserver, on les laisse égoutter et on y ajoute du
sel; cette nouvelle préparation les rend plus nourrissants et
d'une digestion plus facile; en les abandonnant à eux-mêmes,
dans un lieu frais, ils fermentent; une décomposition s'opère,
des principes nouveaux se produisent, et ils acquièrent des
propriétés différentes; ils deviennent âcres et irritants, d'une
saveur qui excite l'appétit et facilite la digestion du pain et
des aut'es aliments pris précédemment; lorsqu'ils sont forts
au goût, on ne les mange qu'en petite quantité; leur abus
aurait tous les inconvénients des assaisonnements âcres et

irritants ; enfin, ils forment un puissant digestif qui peut être considéré plutôt comme un assaisonnement que comme un aliment.

Chaque pays produit ses fromages dont les qualités différentes proviennent autant de la manière de les préparer que des qualités du lait : ici ce sont des fromages de lait pur, là on y ajoute des aromates, ailleurs on les soumet à une forte pression, on leur fait subir un certain degré de cuisson, etc., etc. Quelle que soit la préparation à laquelle ils ont été soumis, le goût et l'odorat, en vous faisant connaître à quel point ils sont irritants, vous avertiront de la mesure dans laquelle vous devez en faire usage.

CINQUIÈME ENTRETIEN.

J'ai parlé dans les précédents entretiens de la préparation des aliments et des modifications qu'elle leur fait éprouver, en un mot, de son utilité; je vais vous dire maintenant quelques mots sur leur conservation; puis, nous étudierons les boissons sous le rapport hygiénique.

Je crois inutile de vous apprendre tous les procédés plus ou moins nouveaux imaginés pour conserver presque indéfiniment les aliments de toute espèce; ces procédés sont employés avec avantage pour la santé des navigateurs, et ils sont très-agréables aux gourmets dont le goût blasé a besoin d'être flatté par des mets rares et chers, mais souvent moins bons que les nôtres; nous devons nous borner à ce qui est utile et pratiqué, et, sous ce rapport, j'aurai peu à faire.

Vous connaissez déjà tous les moyens de conserver vos aliments; ainsi vous savez que les racines, carottes, navets, pommes de terre, etc., doivent être placés dans un endroit sec et le plus possible à l'abri de tous les changements de température; qu'il convient que les salades variées de nos jardins soient mises dans une cave et plantées dans du sable, et que les graines, haricots, lentilles, etc., soient resserrés bien sèes et placés à l'abri de l'humidité.

Les viandes se conservent de deux manières, par l'action combinée de la fumée et de la chaleur et par l'action du sel; il en est de même de certains poissons; ces préparations sont ordinairement faites par des personnes spécialement occupées de cette industrie. Il est donc inutile de vous apprendre ces procédés; mais je dois vous dire que l'action de la fumée et du sel modifie beaucoup les propriétés nourrissantes et digestives des viandes; elles les dessèchent en évaporant ou absorbant les parties liquides qui sont nourrissantes; il y a donc perte sous ce rapport : la viande conservée est sèche et d'une digestion plus difficile; sa combinaison avec le gaz que contient la fumée ou avec le sel lui donne une saveur âcre et très-irritante pour l'estomac; aussi, doit-on avoir le soin de la laver et de la baigner longtemps dans l'eau pure avant de s'en servir; malgré ces précautions, elle est toujours d'une digestion laborieuse et ne convient qu'aux estomacs robustes; il entre dans sa composition des principes qui peuvent déterminer certaines maladies chroniques de la peau.

En résumé, les viandes ainsi conservées sont une ressource dont les ouvriers ne peuvent pas se priver; mais je les préviens qu'ils ne doivent pas en faire un trop fréquent usage, et que, pour en diminuer les inconvénients, il faut les cuire mêlées avec des légumes.

Ce que je vous dis des viandes fumées et salées s'appliquera encore à toutes celles que préparent les charcutiers; elles sont toujours fortement épicées, et cependant il arrive souvent, malgré ce moyen de conservation, que ces viandes, saucissons, pâtés ou autres, fermentent, se décomposent, se ramollissent au centre, et sont converties en une substance âcre, piquante, qui agit dans l'estomac comme un poison ; des accidents graves ont été la suite de ces viandes avariées.

Les ustensiles qui servent à préparer les aliments seront tenus proprement. Je n'ai pas besoin de vous révéler les nombreux empoisonnements occasionnés par des vases de cuivre malpropres ou mal étamés. L'usage très-répandu des vases de terre, de faïence, de fer-blanc ou de fonte est moins dangereux que celui des batteries de cuisine complètes ; j'ai à vous recommander la surveillance des cafetières et des cannelles en cuivre des tonneaux à vin ou à cidre.

Jusqu'à présent, je n'ai parlé que des aliments nécessaires pour réparer certaines pertes du corps ; ces aliments solides ne suffisent pas pour subvenir à tous les besoins ; ils ne satisfont que la faim qui réclame des substances solides ; mais il est un autre besoin, la soif qui demande l'emploi des substances liquides ; voyons donc quels sont les liquides qui vous servent à satisfaire la soif non moins impérieuse que la faim.

Ces liquides, qu'on appelle boissons, seront, d'après leurs effets sur nous, divisés en trois classes : boissons désaltérantes, digestives et stimulantes. Les premières sont destinées à désaltérer, c'est-à-dire à réparer les pertes aqueuses que le corps fait continuellement par les organes secréteurs, principalement par la peau et les voies urinaires ; les deuxièmes à faciliter la digestion, et les troisièmes à exciter et à stimuler nos organes.

Pour en rendre l'étude plus facile, je les diviserai en boissons aqueuses, boissons fermentées et boissons aromatiques ; ensuite je vous dirai quelques mots sur les tisanes, ces boissons que nous prenons lorsque nous sommes malades.

L'eau pure est assurément la boisson la plus propre à désaltérer; absorbée dans l'estomac, mêlée au sang, elle remplace les liquides évaporés, rétablit l'équilibre et éteint la soif; c'est aussi la plus naturelle; cependant elle n'est pas suffisante pour toutes les conditions dans lesquelles se trouvent les hommes; malgré cela, c'est la boisson principale d'un grand nombre; il convient donc que je vous explique à quel caractère on en reconnaît la qualité.

Pour être potable, c'est-à-dire saine et de bonne nature, elle doit être claire, aérée, sans saveur ni odeur; elle doit encore bien dissoudre le savon et bien cuire les légumes secs; je vous indique ces caractères parce qu'ils peuvent être appréciés par tout le monde; ils sont suffisants et tout aussi sûrs que ceux que fournit la chimie.

Comme vous le savez, l'eau a plusieurs origines : on peut recueillir celle qui tombe du ciel, la prendre dans des mares qui la conservent, à des sources qui sortent de terre, dans des fleuves ou rivières, ou enfin aller la puiser au sein des couches dont la terre est composée. Chacune de ces conditions lui donnant des qualités différentes, je dois vous les faire connaître.

L'eau des pluies, recueillie sur des toits propres et conservée dans des citernes ou des vases bien nettoyés, réunit toutes les conditions de salubrité; il faut veiller seulement à ce que les conduits de plomb ou zinc dans lesquels elle passe ne soient pas altérés.

Je ferai remarquer que les premières pluies, après un temps sec, ne produisent qu'une eau altérée par les impuretés qu'elles ont ramassées en traversant l'air. Il est donc nécessaire d'attendre quelques heures avant de recueillir celles dont on a besoin pour la consommation.

Les eaux de pluie, amassées sur le sol sous forme de mares, d'étangs, s'altèrent par les plantes, les animaux aquatiques qui y naissent, meurent et s'y décomposent; par les feuilles et autres débris qui y tombent et y pourrissent; il résulte de toutes ces causes la production de gaz qui les rendent malsaines; cependant elles peuvent être purifiées par un moyen bien simple et très-économique; il consiste à les faire passer à travers un filtre ainsi composé : on prend deux tonneaux défoncés par un bout, l'un grand et l'autre plus petit, pouvant être contenu dans le premier; on perce le fond du petit d'une quantité de trous; sur un lit de gravier que l'on a mis dans le grand tonneau, on pose le petit, le fond en dessous, de manière que le bout supérieur dépasse de quelques centimètres celui du grand; puis on remplit l'intervalle qui les sépare par des couches alternativement composées de charbon concassé et de gravier; on verse l'eau dans cet espace; elle filtre à travers les couches alternées, pénètre dans le petit tonneau par les trous du fond et le remplit. Le charbon purifie l'eau, le gravier la clarifie.

Les eaux de source, soit qu'elles se trouvent à la surface du sol ou dans des puits, contiennent toujours en dissolution des sels dont elles se sont emparées en traversant les différentes couches du sol; la nature et la qualité de ces sels varient nécessairement selon la composition des terrains par où l'eau a passé; la chimie seule peut apprendre leur composition; mais nous n'avons pas besoin d'y avoir recours. Lorsque ces eaux dissolvent complétement le savon et cuisent bien les légumes secs, nous pouvons être sûrs qu'elles sont bonnes; d'ailleurs, la présence d'une petite quantité de ces sels paraît plutôt utile que nuisible; toutes celles qui n'ont pas ces propriétés doivent être rejetées, car il n'existe pas de moyen assez économique pour les rendre saines, les filtres n'ayant aucune action sur elles.

Les eaux de rivière proviennent de sources et de pluies en proportions variables, ce qui explique la différence de leur composition et de leurs qualités.

Lorsqu'elles coulent sur un sol composé de gravier, elles se clarifient; quand leur cours est rapide, elles sont bien aérées, et, en général, elles sont saines.

Celles qui proviennent de la fonte des neiges sont lourdes, c'est-à-dire qu'elles pèsent sur l'estomac et se digèrent difficilement, parce qu'elles ne contiennent pas assez d'air.

Il est très-rare que l'eau claire soit à peu près l'unique boisson des habitants de notre pays, mais elle entre dans la composition de nos aliments; elle sert à nos animaux domestiques : il y a donc lieu d'accorder une grande attention au choix de celle qui sert à ces divers usages.

Ainsi que je vous l'ai exposé, l'eau suffit pour désaltérer; son action sur l'estomac est simplement délayante, et, lorsque celui-ci a besoin d'être aidé, à cause de la quantité d'aliments qu'il contient, ou bien de la difficulté de leur digestion, elle devient insuffisante; il y a alors nécessité de prendre une boisson qui soit à la fois désaltérante et excitante.

L'eau employée comme boisson doit être fraîche; tiède et en grande quantité, elle ne peut être supportée par l'estomac et détermine des vomissements.

Les principales boissons fermentées sont le vin, le cidre poiré ou pommé et la bière.

La fermentation qui se développe pendant leur fabrication détermine la formation de l'alcool, du gaz acide carbonique et d'autres principes; toutes ces boissons sont excitantes en proportion de l'alcool qu'elles contiennent; elles ont donc des propriétés communes; mais, comme elles présentent d'ailleurs de grandes différences dans leur composition et leur action, je les passerai en revue séparément.

Le vin doit ses propriétés excitantes à l'alcool et à une autre substance désignée sous le nom d'éthérœnantique; c'est ce principe qui lui donne son bouquet, sa saveur et son odeur particulière; il est, ce me semble, aux boissons fermentées ce que la légumine est aux végétaux, et l'osmazôme aux animaux.

Vous savez quelles nombreuses variétés présentent les vins de tous les crus de la France. Dans ceux qui sont faibles, un principe acide domine et les rend d'une digestion difficile; chez d'autres, c'est la matière sucrée ou un principe résineux; ceux-là, lorsqu'ils contiennent une quantité convenable d'alcool et d'éthérœnantique, sont chauds à l'estomac, nourrissants et accélèrent la digestion; en un mot, il sont ce qu'on appelle généreux; enfin, il en est qui contiennent une grande quantité d'alcool; ils sont fort capiteux, causent facilement l'ivresse et ne doivent être pris, comme boissons, qu'en très-petite quantité après le repas.

Il est à regretter que l'industrie mélange et quelquefois falsifie cette boisson, car cette altération compromet souvent la santé.

Le vin, comme liquide, satisfait aux besoins de la soif; comme excitant, il augmente les forces digestives de l'estomac; il est absorbé, passe dans le sang qui le met en contact avec tous nos organes; son action bienfaisante et le surcroit d'énergie qu'il nous donne causent un bien-être qui ne peut être nié; mais si, dans cet état, nous buvons encore, l'excitation augmente, et il arrive un moment où nos organes sont troublés dans leurs fonctions par cette surexcitation; leur désordre se manifeste par la perversion de l'intelligence et des sens, par la faiblesse et le tremblement des membres; si les libations continuent, à cet état de perturbation succède l'anéantissement complet de tous les organes qui sont sous la dépendance du cerveau : c'est alors que l'on dit du malheureux qui a ainsi abusé de cette boisson, *qu'il est ivre-mort*.

Si l'usage modéré du vin peut entretenir les forces sans déranger la santé, l'habitude de l'excès manque bien rarement d'altérer et de détruire quelques organes essentiels à la vie; aussi, combien ne voit-on pas de maladies et de morts prématurées causées par l'ivrognerie ? Ces faits sont malheureusement trop communs et trop connus pour qu'il soit nécessaire de vous en entretenir davantage; j'aurai l'occasion de vous parler plus tard de l'influence que l'habitude de l'ivresse exerce sur l'intelligence, quand nous ferons de l'hygiène morale.

Toutes les préparations alcooliques, tirées du vin, du grain, des pommes de terre, du sucre, des amandes, de certains fruits; les eaux de cerises et les liqueurs ont les mêmes avantages que le vin, quand elles sont prises avec mesure; mais leurs inconvénients sont plus prononcés, plus actifs, plus énergiques, à cause de l'état de concentration dans lequel elles se trouvent.

Je regrette, comme je l'écrivais en 1850, que des mesures ne soient pas prises par le Gouvernement pour favoriser l'usage du vin et réprimer son abus en punissant l'ivrognerie.

Le cidre est la boisson populaire des contrées qui produisent des pommes et des poires. Cette boisson est plus ou moins active, selon le pays ou le sol qui l'a produite et la quantité d'eau que l'on y ajoute en la fabriquant.

Le cidre doit sa force à la quantité d'alcool qu'il contient et aussi au gaz acide carbonique qui se développe lorsqu'il a été conservé en bouteille; nouveau, il est doux et il renferme beaucoup de matières sucrées et de mucilage; alors il est moins désaltérant et ne favorise pas la digestion; après avoir fermenté, l'alcool remplace le sucre; il devient excitant et agit sur nous comme le vin, mais avec moins d'énergie. Habituellement on fait usage de petit cidre, c'est-à-dire de cidre qui contient beaucoup d'eau; cette boisson est très-salutaire; mais, si elle n'est pas bien faite ou mal soignée; si elle reste trop longtemps en vidange; si on la conserve dans des bâtiments exposés aux variations de température, elle devient aigre; alors elle est encore désaltérante; mais aussi elle crispe l'estomac et les intestins, trouble la digestion et occasionne des coliques. L'usage de ces mauvais cidres pendant la moisson, à cette époque où les ouvriers, altérés par la chaleur et la fatigue, boivent beaucoup, cause tous les ans trop d'accidents pour que je ne vous donne pas un avertissement sérieux à cette occasion.

Si le cidre vient à manquer parce que la récolte n'a pas été abondante, on essaye souvent une boisson réunissant le triple avantage d'être saine, agréable et à bon marché; la recette en est variée et facile; cependant ces boissons sont peu employées parce qu'elles exigent une préparation plus ou moins longue. J'ai souvent conseillé de remplacer le cidre par un mélange d'un litre d'eau-de-vie et de quinze litres d'eau; cette boisson, faite tous les matins et distribuée aux ouvriers, est très-salubre.

Tout ce que j'ai dit du cidre de pomme peut s'appliquer au poiré. Je vous ferai seulement observer que cette boisson est plus excitante, et que, comme le vin blanc, elle porte principalement son action sur les membres et occasionne des douleurs ; elle convient particulièrement aux ouvriers robustes et pendant les travaux de l'hiver.

La bière est la boisson domestique des pays qui ne produisent ni pommes, ni raisin en quantité suffisante. Par la fabrication on développe dans l'orge un principe alcoolique qui communique à cette boisson une vertu excitante, semblable à celle du vin et du cidre ; il s'y trouve aussi un principe amer fourni par le houblon, qui ajoute à ses propriétés toniques ; elle contient encore du mucilage qui l'épaissit ; sa conservation en bouteilles donne lieu à un développement de gaz acide carbonique qui la rend mousseuse et plus excitante ; selon que l'alcool ou le mucilage domine dans la composition de la bière, son influence sur l'estomac varie. La bière forte peut aussi causer l'ivresse ; il en est d'autres plus légères qui sont à la fois agréables au goût, désaltérantes et qui favorisent la digestion. Tout ce que je vous ai dit des autres boissons alcooliques peut s'appliquer à celle-ci, c'est une boisson salubre ; la bonne santé de ceux qui en font un usage habituel et modéré le prouve d'ailleurs : trop épaisse, elle a les inconvénients du cidre doux ; trop alcoolique, elle use les organes ; devenue acide par suite du défaut de soin, elle dérange l'estomac et les intestins.

Pour terminer tout ce qui est relatif aux boissons que nous prenons ordinairement froides, j'ai une recommandation bien importante à faire, et sur laquelle j'appelle l'attention.

Lorsque après un travail pénible, une marche forcée, une course, en un mot, lorsque après un exercice violent, votre corps est en sueur, gardez-vous bien de prendre une boisson quelle qu'elle soit, lorsqu'elle est très-froide ; *il y va de la vie.*

Attendez, changez de vêtements si vous le pouvez, et évitez surtout de vous exposer à un courant d'air; si vous êtes dehors, ne cessez pas tout d'un coup vos mouvements; continuez de travailler ou de marcher doucement, de manière que, petit à petit, l'excès de chaleur ou de transpiration se passe, et ne buvez que lorsque la transpiration diminuera.

Les boissons aromatiques, telles que le thé et le café, ne sont d'un usage général que dans les contrées qui n'ont pas, comme les nôtres, l'avantage de produire des fruits avec lesquels nous pouvons faire celles qui nous sont nécessaires; et, à cause de leur prix élevé, elles sont regardées comme boissons de luxe; cependant, je vous en dirai quelques mots.

Le thé et le café s'obtiennent par infusion dans l'eau bouillante; ils donnent à cette eau une saveur prononcée en raison de la quantité employée; et, pour la rendre plus agréable, on y ajoute du sucre. Ces boissons, prises chaudes, activent la digestion et la favorisent; comme les boissons alcooliques, elles sont absorbées et vont augmenter l'activité des organes; elles font éprouver aussi un sentiment de bien-être général. Cependant leur emploi immodéré ne cause pas l'ivresse; mais, chez les personnes impressionnables, qui n'en n'ont pas l'habitude, elles donnent de l'insomnie, de l'agitation, des tremblements dans les membres et prédisposent à certaines maladies que l'on appelle nerveuses. Il est à remarquer que ces inconvénients sont beaucoup plus rares dans les contrées qui produisent ces substances, où elles sont d'un usage habituel; il semblerait que la Providence, dans un but de bonté prévoyante, a placé dans chaque contrée les produits propres au climat et à la constitution de ses habitants.

Ces boissons sont d'un usage ordinaire dans les pays

humides et chauds; leur action excitante corrige l'influence débilitante de ces températures.

Les boissons dont les malades font usage sont les tisanes. Comme j'ai eu si souvent l'occasion de remarquer qu'elles sont mal préparées, je crois utile ici de parler des conditions qui en font un remède plus ou moins salutaire.

Toutes les tisanes de fleurs et de feuilles se font par infusion, c'est-à-dire en versant de l'eau bouillante sur la quantité de fleurs qui vous est indiquée. Les limonades, les orangeades se font de la même manière.

On fait bouillir les tiges et les racines jusqu'à ce qu'elles soient cuites, en observant qu'il faut moins de temps lorsqu'elles sont fraîches.

Les graines, orge, gruau, etc., se font aussi bouillir jusqu'à ce que leur enveloppe soit rompue, crevée. Lorsque ces tisanes sont faites, il convient de les transvaser pour qu'elles ne s'épaississent pas, et on les adoucit avec du miel, du sucre ou du sirop.

Il faut encore indiquer comme boisson plus légère l'eau sucrée, dont l'usage est très-varié et qu'on emploie en bonne santé ou malade, à cause de ses propriétés calmantes et de son goût agréable.

SIXIEME ENTRETIEN.

Vous connaissez maintenant les matériaux qui servent au développement de notre corps et à la réparation de ses pertes. J'ai fait connaître quelle était la valeur nutritive de chacun d'eux, et les préparations nécessaires pour rendre leur digestion facile. Vous savez aussi de quelle manière agissent sur nous les différentes boissons. J'ai dit ce que je croyais suffisant pour expliquer la digestion, les fonctions des organes qui y concourent et qui sont chargés d'assimiler au corps les matières si variées employées dans notre alimentation.

Cette instruction hygiénique ne serait pas complète sans la connaissance des règles qu'il faut suivre dans l'usage des aliments pour qu'ils soient utiles à notre corps; c'est ce que l'on appelle le régime.

Rappelons que notre corps est composé de matériaux très-différents par leur nature; que c'est une machine excessivement compliquée, formée de parties dont la texture et la consistance varient à l'infini, depuis les liquides jusqu'aux os. Aussi, n'est-il pas plus possible de nourrir notre corps avec un aliment unique qu'il ne le serait de réparer une machine composée de bois, de fer et de cuir, etc., avec une seule de ces matières; de là donc une première règle du régime, *multiplicité des principes alimentaires*.

Un régime qui serait composé uniquement de gomme, ou de sucre, ou de gélatine, ou de toute autre matière simple, ne pourrait faire vivre celui qui y serait soumis; l'expérience en a été faite sur des animaux.

La nourriture doit encore être en rapport avec les besoins, les habitudes et les occupations.

Évidemment, les personnes qui ont beaucoup d'exercice, perdant beaucoup, doivent avoir une nourriture plus substantielle. Les enfants, jusqu'à l'âge où le corps a acquis tout son développement, ne peuvent être soutenus que par une nourriture proportionnellement plus abondante pour subvenir à la fois aux besoins de leur développement et aux pertes continuelles.

Dans le régime, il faut tenir compte de la valeur nourrissante des aliments et de leur digestion plus ou moins facile. Les ouvriers doivent encore faire attention à leur prix; car, dans la composition de son régime, il faut chercher à résoudre ce problème : des aliments sains, peu coûteux, et, autant que possible, agréables au goût.

Dans notre pays, le pain est ordinairement assez bon marché pour que tout le monde puisse s'en nourrir. Cet aliment, qui fait la partie essentielle de notre subsistance, est, comme vous le savez, le produit de la farine de certaines graines dans lesquelles se trouvent combinés et réunis des principes alimentaires très-nombreux et suffisants pour fournir à chacune des parties de notre corps ce qui lui est nécessaire; en un mot, le pain est un aliment complet, parce qu'il est multiple.

L'agriculture et le jardinage nous donnent une grande variété de matières alimentaires. Vous connaissez les propriétés nourrissantes de tous ces produits et la manière de les préparer. Vous pouvez donc puiser largement dans cette série importante, dont le prix est ordinairement à la portée de toutes les bourses.

Chaque saison nous offre de nouveaux produits appropriés à nos besoins. C'est ainsi que, pendant les chaleurs, où un régime rafraîchissant est nécessaire, nous avons les légumes herbacés ou en feuilles, les pois, les haricots verts, etc., et aussi les fruits. Les racines, les pommes de terre, les légumes secs, le riz, sont notre ressource dans la saison où une nourriture plus substantielle nous convient; ils peuvent se conserver toute l'année. Le riz, entr'autres, est précieux à cause de sa grande qualité nutritive et de la facilité de son transport; c'est le principal aliment des habitants d'une grande partie de notre globe. On lui attribue une propriété échauffante qui n'est pas justifiée; il est presque entièrement formé de fécule qui se trouve facilement digérée; aussi reste-t-il très-peu de matières devant être expulsées.

Nous avons à notre disposition le lait, les fromages, les œufs et certains poissons, qui, à cause de la modicité de leur prix, offrent une précieuse ressource pour notre alimentation. Toutes ces matières végétales et les produits des animaux, lait et œufs, ont une valeur nutritive inférieure à celle du pain; mais, combinés avec lui, ils excitent l'appétit, facilitent la digestion et concourent à l'entretien de notre corps.

Cette nourriture, presque exclusivement végétale, que l'on appelle maigre, est bien certainement suffisante pour entretenir la vie. Les exemples de longévité d'hommes qui se sont voués à ce régime par austérité religieuse le prouvent; mais il n'en est pas moins bien établi qu'en général, ce régime maintient le corps dans un état de faiblesse relative, qui ne lui permet pas de suffire aux travaux que les hommes de notre époque et de notre pays sont appelés à exécuter pour remplir leur mission envers la société. Il y a donc nécessité de faire entrer la chair des animaux dans notre régime.

La viande, comme vous le savez, est plus nourrissante que les végétaux servant à l'alimentation; non-seulement elle l'est davantage, mais encore elle a une action excitante très-prononcée. C'est pourquoi son usage donne à la fois de la force et de l'énergie. Il est donc regrettable que son prix élevé empêche les ouvriers d'en faire usage habituellement, car il est certain qu'ils pourraient travailler plus longtemps et plus fortement, et leur santé serait meilleure si cet aliment entrait pour une plus grande part dans leurs repas; aussi désirons-nous bien vivement que l'industrie agricole augmente sa production et que le pouvoir prenne toutes les mesures propres à favoriser le bon marché de cette nourriture de première nécessité qui manque à ceux qui en ont le plus besoin.

Le porc est la viande qui, à cause de son prix moins élevé, fait plus particulièrement partie du régime des ouvriers; elle est bien nourrissante, très-grasse et s'associe avec avantage à tous les légumes; elle est la base d'un bouillon très-substantiel, et la résistance qu'elle offre à la digestion n'est pas ordinairement un inconvénient pour les estomacs robustes de nos travailleurs: c'est à son usage qu'ils doivent en partie les moyens de supporter leurs fatigues; fraîche, elle est savoureuse et a toute sa valeur nutritive; conservée et salée, elle perd de ses qualités et devient d'une digestion plus difficile; elle doit être préparée avec toutes les précautions que je vous ai indiquées, et on ne pourrait en manger tous les jours sans inconvénient pour sa santé.

Les viandes fraiches de mouton, de vache, de bœuf, faciles à digérer, surtout lorsqu'elles sont rôties, seraient, pour la nourriture de l'ouvrier, une précieuse ressource.

- Je ne parle pas du veau et des volailles, car ces viandes sont chères et moins nourrissantes que les autres ; je voudrais seulement les voir figurer dans ces repas de fêtes de famille, et, qu'on ne s'en tint pas, dans ces circonstances, au lapin domestique. Ce n'est pas que je regrette pour l'ouvrier qu'il soit privé des mets variés des riches, dont le grand mérite est d'être chers et d'exciter à manger plus que l'estomac ne peut digérer. Non, loin de là, car ces crèmes, ces gâteaux, etc., que l'on dit être légers, ajoutés à d'autres mets, déterminent souvent des indigestions et ne valent pas la galette faite par la ménagère le jour où elle cuit son pain.

Ce que je vous ai appris des propriétés des boissons vous a expliqué comment elles doivent entrer dans le régime. On doit boire pour se désaltérer, et en mangeant, pour faciliter la digestion. Si on exerce une profession qui cause de la fatigue, il est utile que la boisson soit, je ne dirai pas fortifiante, mais excitante, comme les boissons fermentées. Malheureusement, il est regrettable que le prix élevé du vin ne permette pas aux ouvriers qui ont des professions pénibles d'en boire habituellement. Il est encore plus fâcheux que beaucoup en fassent une boisson d'agrément et un usage immodéré, au delà de leurs besoins, ce qui détruit leur santé.

Si ce qu'ils consomment dans un seul jour de fête était réparti sur les jours de travail, leurs forces en *profiteraient* au lieu de diminuer ; il y aurait pour eux moins de maladies et de chômage, et leur cœur serait plus satisfait.

J'ai été appelé si souvent à traiter des maladies causées par l'habitude de prendre un petit verre d'eau-de-vie le matin à jeun ou entre les repas, que je voudrais pouvoir convaincre mes lecteurs que cette boisson *corrosive* est un poison plus ou moins lent, il est vrai, mais qui retranche une partie notable de l'existence.

Prenez, si vous voulez, une goutte d'eau-de-vie le matin en mangeant un morceau de pain, lorsque vous aurez un surcroît d'ouvrage; prenez-en encore un peu, par hasard, après un repas copieux; dans ces conditions, vous en éprouverez du bien; mais n'en prenez jamais par habitude et sans besoin.

Je vous ai posé la règle générale du régime, je vais maintenant établir quelques règles particulières.

La quantité des repas doit être proportionnée aux besoins de réparation. Ainsi, pendant la période d'accroissement, pendant l'enfance, les repas doivent être rapprochés; ils doivent être plus nombreux quand la journée de travail est plus longue. Les cultivateurs et beaucoup d'autres ouvriers, dont le travail dure tout le temps que le soleil éclaire l'horizon, doivent faire plus de repas en été qu'en hiver.

Il est accordé aux ouvriers une heure pour chaque repas: c'est plus de temps qu'il n'en faut pour manger, mais ce n'est pas assez pour que la digestion, à peine commencée, ne soit pas compromise par un exercice violent; il y a donc nécessité de ne manger que des choses d'une digestion facile. Au déjeuner, la soupe et quelques légumes mêlés de viande suffisent; le repas, composé de peu de mets, se digère mieux.

Les femmes prennent ordinairement du café au lait avec du pain ; ce repas est nourrissant et convenablement excitant; cependant, chez quelques-unes, il peut occasionner des accidents. Aussi, je recommande l'usage des bonnes soupes dont se nourrissaient nos mères ; elles conviennent toujours mieux à l'estomac que ce mets fait souvent avec du lait et du café falsifiés. Je regrette donc que le régime de la soupe soit négligé, puisqu'il est préférable à celui du café au lait.

Le repas du milieu de la journée est ordinairement plus léger ; il se compose de pain, de fruits ou de fromage, bien meilleurs que les viandes de charcutier que certaines personnes préfèrent, sans se douter que la charcuterie est nuisible quand elle est mal préparée ou altérée.

Lorsque la journée est terminée, si l'ouvrier a le bonheur d'avoir une famille, il trouve, en rentrant chez lui, sa soupe, la viande et les légumes qui ont servi à la faire. Ce repas peut être copieux ; il sera bien digéré s'il est accompagné du calme intérieur et s'il s'écoule deux ou trois heures entre le repas et le coucher, car la digestion se fait mieux pendant la veille que pendant le sommeil ; il faut aussi, pour bien digérer, non-seulement le repos du corps, mais encore la tranquillité de l'âme. Qui ne sait qu'un accès de colère, une dispute peuvent compromettre la digestion, déranger l'estomac, et que, par suite, il y a perte de force, diminution de travail et de salaire.

Je crois devoir insister pour un bon régime alimentaire dont la nécessité est trop généralement méconnue de tant d'hommes qui, par défaut d'habitude, de réflexion ou par imprévoyance, mangent, quand ils ont faim, tout ce qu'ils trouvent sous la main. La faim, sans doute, est une sensation bien utile pour la conservation de notre être ; c'est par elle que le corps est averti du moment de réparer les pertes qu'il a faites ; elle est au corps ce qu'est au meunier la sonnette du moulin agitée lorsque la trémie est vide. Cette sensation prévient l'ouvrier qu'il doit quitter son travail ; elle est agréable pour celui qui veut satisfaire son goût; il faut y voir autre chose et comprendre que l'action de manger est la source de la vie matérielle et de la santé, puisque les aliments que nous prenons doivent faire partie de nous-mêmes et s'incorporer à notre propre substance; s'ils sont bons, ils entretiennent et fortifient; s'ils sont mauvais, difficiles à digérer, ils usent, fatiguent et rendent malades notre estomac et nos intestins; il en résulte que la santé et la vie peuvent être compromises lorsque les aliments sont âcres et irritants et les boissons malsaines; tout cela passe dans le sang, pénètre dans toutes les parties du corps, et croyez bien qu'un corps ainsi entretenu ne peut être en bonne santé et durer longtemps. Non, certainement, pas plus qu'un bâtiment, qu'une machine que vous raccommoderiez avec des matériaux avariés. Dans les deux cas, l'édifice croulera. Attention, attention donc à votre régime, et, vous le savez à présent, pour qu'il soit bon, il ne faut que des soins; on peut se nourrir sainement et à bon marché.

Évitez donc aussi, par égard pour votre estomac et pour votre dignité d'homme, ces longs repas où l'on entasse les uns sur les autres les mets les plus hétérogènes en les accompagnant de boissons plus ou moins agréables au goût et plus ou moins mauvaises au corps. Ces longs repas, ces excès sont certainement une cause de maladie prochaine ou éloignée; prenez-y bien garde : c'est un vieux praticien qui vous le dit.

SEPTIÈME ENTRETIEN.

J'ai fait tous mes efforts pour faire comprendre la nécessité d'apporter un grand soin au choix et à la préparation des aliments. J'ai dit combien il importait que les organes chargés de digérer fussent en bon état; je vais maintenant vous donner quelques conseils sur les soins qu'il faut prendre des *dents*, ces premiers instruments de la digestion, et sur ceux qu'exigent les voies digestives lorsqu'elles sont dérangées. Je terminerai par les secours aux empoisonnés en attendant le médecin.

Il ne suffit pas que les aliments soient de bonne qualité et convenablement préparés; vous savez qu'ils doivent encore subir dans la bouche une dernière opération avant d'être introduits dans l'estomac, c'est la trituration et l'insalivation. Les *dents* en sont les agents mécaniques; il y a donc nécessité de les soigner, afin de les conserver en bon état le plus longtemps possible.

Les dents s'altèrent par le contact des substances acides et par les efforts qu'on leur impose quelquefois pour broyer des corps trop durs ; il suffit de vous indiquer ces causes de maladies pour que vous puissiez les éviter. Vous savez aussi que le contact habituel d'un tuyau de pipe les use ; leur altération la plus commune est due à la présence d'une matière appelée *tartre* qui les enveloppe, se durcit, use l'émail et détermine la carie. On évite pour les dents cette cause de destruction en se rinçant la bouche avec de l'eau fraîche après chaque repas, et tous les matins en les frottant avec une brosse imbibée d'eau fraîche. Quand elles sont gâtées et qu'elles font souffrir, elles déterminent des fluxions ; alors il faut les faire arracher. Les dentistes, il est vrai, savent les conserver en les cautérisant et en les plombant ; mais ce traitement est onéreux et n'est pas à la portée de tout le monde.

Lorsque l'estomac est malade, ordinairement il ne demande pas de nourriture, la faim ne se fait pas sentir ; elle est nulle aussi quand notre économie générale est troublée et qu'il y a malaise : cela indique, dans le premier cas, que l'instrument de la digestion ne peut pas fonctionner, et, dans le second, que le corps n'a pas besoin de matières nourrissantes ; elles lui seraient contraires et augmenteraient la maladie. On tire de là un précepte rigoureux et néanmoins bien naturel : *Ne pas manger quand on n'a pas faim.* N'est-il pas étonnant que tant de personnes ne le suivent pas, mangent sans appétit, et disent, en pareil cas, qu'elles mangent par raison ? Mais elles sont moins raisonnables que les animaux qui, malades, repoussent toute nourriture. Si l'on ne doit pas manger lorsqu'on est malade, il est aussi bien dangereux de trop manger pendant une convalescence. Dans cette

position, après une longue maladie, le corps a fait des pertes
qu'il a besoin de réparer. La faim, qui est chargée de faire
connaître ce besoin, est énergique ; elle demande souvent et
beaucoup ; mais l'estomac qui, lui aussi, est affaibli, a perdu
l'habitude de travailler, et il ne peut pas digérer tout ce que
demande l'appétit. C'est alors qu'il faut de la raison pour
mesurer la qualité et la quantité de ses aliments, selon les
forces de l'estomac ; en pareil cas, les conseils du médecin ne
sont pas moins utiles que pendant la maladie. Les convalescences mal dirigées font toujours beaucoup de victimes.

L'absence de l'appétit est souvent due à une fatigue de
l'estomac ou à un malaise passager ; se faire violence pour
manger en pareil cas, c'est s'exposer à favoriser le développement d'une maladie ; il vaut mieux faire diète et attendre
pour manger que la faim le commande. Si, après quelques
jours d'attente, cet état continue, il est alors raisonnable
de penser qu'il existe quelque désordre et qu'il y a quelque
chose de mieux à faire que de ne pas manger. Il arrive
souvent que des imprudents, dans leur haute sagesse, dé-
cident qu'ils ont besoin de prendre un vomitif, une médecine, des pilules purgatives ou encore d'autres médicaments
actifs. Qu'arrive-il alors ? Qu'une indisposition passagère,
que quelques soins éclairés eussent facilement dissipée, dégénère en une maladie grave ; alors on nous appelle ; malheureusement, il arrive souvent qu'il est trop tard ; le mal est
fait et l'imprudent paye de sa vie sa propre faute. Soyez donc
bien convaincu que vous jouez à la loterie quand vous vous ad-
ministrez ainsi, au hasard, des médicaments actifs qui causent
toujours de violentes révolutions dans le corps. Ces médicaments, le médecin lui-même n'ose les ordonner qu'après un
examen attentif. L'ignorance est mille fois plus hardie, elle

va souvent jusqu'à conseiller l'emploi de ces détestables drogues dont elle ne connaît pas l'effet qu'elles peuvent produire. J'espère que cet avertissement se gravera dans la mémoire de mes lecteurs et qu'ils en feront leur profit.

Quand, après un repas, on éprouve de la pesanteur à l'estomac, des rapports, du malaise, c'est le signe d'une mauvaise digestion; on n'appelle pas un médecin pour cela; on essaye de faciliter le travail digestif; si des vomissements, des coliques, etc., surviennent, l'affection a le caractère d'une indigestion, et, en pareil cas, tout le monde donne des conseils. On vous dit : Buvez de l'eau-de-vie, de l'eau sucrée, prenez de l'élixir, faites-vous vomir, etc., etc. Puisque chacun a son avis, moi aussi je veux vous donner le mien; seulement, il sera basé sur la raison et l'expérience. La mauvaise digestion est-elle due à une trop grande quantité d'aliments gras, lourds, comme des pâtisseries, des crèmes, etc., vous aiderez l'estomac en buvant quelques cuillerées d'eau-de-vie, de café ou de thé. Les aliments dont votre estomac est rempli sont-ils irritants, les mets que vous avez mangés étaient-ils trop fortement assaisonnés, avez-vous bu des boissons trop fortes; vous serez soulagé en prenant par gorgées de l'eau fraîche légèrement sucrée. La mauvaise digestion est-elle occasionnée par une violente impression morale, un verre d'eau sucrée aromatisée avec de l'eau de fleurs d'oranger, une ou deux tasses d'infusion de tilleul avec quelques gouttes d'éther mettront fin à ces souffrances.

Dans tous les cas, si, malgré ces soins, les envies de vomir persistent et augmentent, il n'y a plus d'autre moyen, pour sortir d'un état si pénible, que de provoquer le vomissement par des boissons tièdes, abondantes et rapprochées; leur action est puissamment excitée et aidée par la titillation de la

luette avec le doigt ou les barbes d'une plume; des linges
chauds appliqués sur l'estomac activent ce traitement; s'il
survient des coliques, des lavements sont nécessaires.

Ne voulant pas vous exposer en vous donnant des conseils
qui, mal interprêtés, pourraient vous être nuisibles, je n'es-
sayerai pas de vous dire ce qu'il faut faire pour d'autres dé-
rangements d'entrailles assez communs, et dus, le plus souvent, à de mauvaises ou laborieuses digestions, ou à des refroidissements; c'est l'affaire du médecin qui doit être appelé ;
en l'attendant, on peut se soulager en prenant quelques boissons adoucissantes : de l'eau sucrée chaude, des infusions
légères de tilleul, des lavements à l'eau de son, et en appliquant des cataplasmes de farine de graine de lin ou de son
sur le ventre, et en se tenant chaudement. Que de remèdes
empiriques sont funestement employés dans ces circonstances!
Je ne saurais trop les proscrire.

Défiez-vous aussi de ces prétendues spécifiques contre les
vents, les glaires, la bile, qui vous sont offerts par les charlatans.
Sachez que ces médicaments ne guérissent jamais, et qu'au
contraire ils engendrent des maladies souvent difficiles à combattre.

Par imprudence ou malveillance, il arrive que des poisons
sont introduits dans les voies digestives et causent des accidents graves et souvent la mort. L'action de ces poisons est
prompte et énergique; pour en arrêter les effets, il faut qu'un
contre-poison soit administré sur-le-champ et qu'il soit approprié à l'espèce d'empoisonnement. En présence d'un pareil
danger il faut envoyer chercher un médecin, mais il est rare
qu'il puisse arriver sur-le-champ. Un temps précieux est
perdu; chacun indique son remède, et on ne sait plus que
faire. Il est cependant facile dans un ménage de trouver un

contre-poison parmi les choses d'un usage journalier et qui
sont sous la main. Je ne vous parlerai que de ceux dont l'emploi, même hors de propos, n'a aucun danger, et je vais vous
indiquer quels sont les premiers soins à mettre en usage avant
l'arrivée du médecin.

Lorsqu'une personne, en bonne santé, est prise subitement
de coliques violentes, de vomissements, de convulsions, de
défaillances ; lorsque ses traits s'altèrent, que son corps se
couvre de sueur froide, on peut croire à un empoisonnement.
Il est vrai que certaines maladies débutent de la même manière ; néanmoins, à l'apparition de ces symptômes, il y a
lieu de soupçonner l'empoisonnement et de chercher comment il a pu avoir lieu et quelle cause l'a produit ; pendant
que l'on fait ces recherches, il ne faut pas rester oisif ; il faut
gorger le malade d'eau tiède ; aussitôt qu'on a pu se procurer
des œufs, il faut en délayer un blanc dans un verre d'eau et
continuer à faire boire ; il n'y a d'autres limites pour la quantité de cette boisson que le courage du malade ; en même
temps on favorise le vomissement par la titillation de la luette,
et on fait boire de nouveau le malade après chaque vomissement. Ces premiers soins sont utiles quelle que soit la nature
du poison, par cela seul qu'ils provoquent le vomissement ;
ils peuvent même suffire pour détruire et neutraliser certains
poisons.

Je suppose que les recherches ont-fait connaître la nature
du poison, alors le traitement doit être modifié suivant la cause
de l'empoisonnement : s'il est produit par un de ces acides
que nous nommons vitriol, eau-forte ou tout autre, vous ferez
dissoudre du savon dans l'eau de manière à obtenir un liquide
légèrement savonneux, et vous en gorgerez encore le malade ;
vous donnerez des lavements avec la même eau ; si vous

pouviez vous procurer de la magnésie, vous la donneriez en abondance, délayée aussi dans l'eau claire de préférence à l'eau de savon : si le poison ingéré est de l'alcali, de la soude, de la potasse, de la chaux ou autre matière du même genre, vous donnerez à boire de l'eau fortement vinaigrée ou bien mêlée à du jus de citron, et toujours en grande quantité.

Lorsque l'empoisonnement est dû à des sels de mercure, du sublimé corrosif ou autres, vous devrez continuer l'eau albumineuse (eau et blanc d'œuf) qui les décompose; de la magnésie délayée dans l'eau serait encore utile à défaut d'autre, du lait en abondance, et on provoque toujours les vomissements par la titillation de la luette.

Contre l'empoisonnement par l'*arsenic*, il faut donner des blancs d'œufs délayés dans l'eau, de la magnésie, en attendant que vous puissiez vous procurer chez un pharmacien un médicament que l'on désigne sous le nom de *hydrate de per-oxide de fer*. A défaut du médecin, le pharmacien en dirigera l'emploi; il peut être donné en très-grande quantité.

Pour les empoisonnements par le *vert-de-gris*, qui sont si communs, et par les autres *sels de cuivre*, il faut encore faire prendre au malade des blancs d'œufs dans de l'eau ou de la magnésie d'abord, puis de la limaille de fer ou de zinc, mêlée avec du miel.

Pour ceux par les *sels de plomb*, il faut faire vomir avec de l'eau tiède, en y ajoutant du sulfate de soude aussitôt que l'on aura pu s'en procurer.

Si l'empoisonnement provient de l'*émétique* ou d'une autre préparation antimoniale, donnez encore du blanc d'œuf dans de l'eau, de la magnésie, puis une forte décoction d'écorce de chêne.

S'il arrivait qu'un collyre, contenant de la pierre infernale (azotate d'argent), fût bu par inadvertance, vous pourriez arrêter les effets fâcheux qui en résultent en faisant boire de l'eau contenant trente grammes de sel de cuisine par litre.

Dans les empoisonnements par les *sels d'étain*, *de zinc* et *d'or*, il faut aussi donner des blancs d'œufs et de la magnésie délayée dans l'eau.

Tous les contre-poisons que je vous indique ont la propriété de décomposer les poisons dans l'estomac, comme il arrive lorsqu'ils sont mêlés dans un vase; leur effet est certain.

Dans le cas d'empoisonnement par l'*opium* ou ses préparations, par les fruits de la belladone et de tous les végétaux dont l'action porte à un profond sommeil qui conduirait à la mort, il faut faire vomir par tous les moyens possibles. Je ne peux pas vous indiquer les contre-poisons de ces substances vénéneuses, car je n'en connais pas de communs dont vous puissiez faire usage; vous n'avez qu'une seule chose à faire, c'est de chercher à chasser le poison du corps et des intestins par tous les moyens possibles, de l'eau tiède en abondance; aussitôt que vous le pouvez, ajoutez-y de l'émétique, trois grains dans un litre d'eau, et même temps des lavements d'eau salée; quand, enfin, vous pourrez croire que tout le poison a été évacué, vous donnerez pour boisson au malade du café léger.

L'empoisonnement par les *champignons* exige le même traitement.

Remarquez bien que je vous ai fait connaître seulement les premiers soins à administrer; les autres sont du ressort du médecin que vous devez vous empresser d'envoyer chercher aussitôt que l'accident est arrivé, car le poison fait en peu d'instants de rapides progrès qu'il faut paralyser.

Je vous ai parlé des effets que produisent sur l'économie animale les *boissons fermentées prises avec excès ; l'eau-de-vie en particulier* cause un véritable empoisonnement qui, malheureusement trop souvent, *amène la mort.* Lorsqu'un pareil accident arrive, je sais qu'on enveloppe la victime dans du fumier afin de la réchauffer ; elle n'en meurt pas moins ; le seul remède efficace, c'est de provoquer les vomissements avec de l'eau tiède et de lui faire boire quelques verres d'eau sucrée dans chacun desquels on met quatre ou cinq gouttes d'*ammoniaque* liquide, substance que vous connaissez peut-être mieux sous le nom d'alcali volatil.

Enfin, la plupart des empoisonnés se refroidissent ; il est donc nécessaire de les réchauffer en les frictionnant avec les mains ou bien avec des morceaux de laine et en les enveloppant de couvertures de laine chaudes.

J'ai eu occasion de mettre à profit les moyens que je vous indique, et toujours avec succès lorsque je suis arrivé à temps. Malheureusement nous sommes trop souvent impuissants, à cause des désordres profonds occasionnés par le poison avant notre arrivée, et nous n'avons qu'à déplorer amèrement l'ignorance dans laquelle se trouve généralement tout le monde à l'égard de cette partie si importante des connaissances médicales.

Je me suis étendu longuement sur les premiers soins à donner aux empoisonnés afin de prévenir, autant qu'il est en mon pouvoir, les malheurs que causent ces accidents. Ces conseils méritent toute votre confiance ; ils viennent d'hommes qui se sont spécialement occupés de ces questions, et particulièrement MM. Orfila, Dumas, Bouchardat, Bussy et Caventou ; je les désigne à votre mémoire reconnaissante ; l'utilité de leurs travaux mérite que leurs noms deviennent populaires.

HUITIÈME ENTRETIEN.

J'ai expliqué dans le dernier entretien l'hygiène des organes qui digèrent les aliments; on sait maintenant combien il est indispensable, pour la réparation des pertes que nous faisons continuellement et pour la conservation de notre santé, que notre nourriture soit de bonne qualité et bien digérée. Cependant la préparation que subissent nos aliments dans l'estomac et les intestins n'est pas suffisante pour qu'ils puissent être propres à restaurer notre corps; ils ont encore besoin d'être à la fois épurés et mêlés à un principe qui leur donne, si ce n'est la vie, au moins un commencement d'animalisation, et ce n'est qu'après cette dernière opération qu'ils sont devenus susceptibles d'être incorporés à nos tissus.

C'est l'action de l'air sur le sang qui opère cet acte important, si important même que la vie cesse si par la suspension prolongée de la respiration, cette action se trouve détruite.

Ce que je viens de dire peut sembler extraordinaire et bien mystérieux; il faut cependant savoir comment s'opèrent ces phénomènes, afin que vous puissiez comprendre l'utilité des

préceptes de l'hygiène de la respiration. Avec un peu d'attention de la part du lecteur, je parviendrai, je l'espère, à expliquer et à faire saisir le mécanisme de cet important acte vital
pendant lequel s'opère la vivification du sang, que les savants
désignent sous le nom d'hématose.

Il faut se rappeler d'abord que la partie alimentaire absorbée
par l'estomac se convertit dans les instestins en une matière
liquide de couleur laiteuse que l'on appelle chyle, et que cette
matière se trouve absorbée par une multitude de petits suçoirs
qui existent à la surface de la membrane ou de la peau qui
tapisse l'intérieur des intestins, absolument de la même manière que les sucs de la terre sont absorbés par le chevelu
des racines des végétaux; de ces suçoirs, le chyle passe dans
de petits vaisseaux que l'on appelle chylifères, qui, en traversant de petites glandes, se réunissent progressivement pour
former un tronc unique. Ce tronc, qui s'ouvre dans une veine
auprès du cœur, verse le chyle dans le sang que contient cette
veine. De là il passe dans les cavités droites du cœur (car le
cœur contient deux cavités à droite et deux à gauche) où le
sang arrive aussi apporté par des veines de toutes les parties
du corps. Le mélange du chyle avec le sang est alors complet,
et il ne s'arrête pas là; chaque contraction, chaque battement
du cœur vide ces cavités, qui se remplissent de nouveau, en
chassant le sang dans le poumon qui est l'organe que l'on désigne chez les animaux sous le nom de *mou*. Le sang, qui
contient maintenant du chyle, se trouve réparti dans tout le
poumon, par une quantité infinie de petits vaisseaux, dont les
extrémités sont si fines qu'on les nomme capillaires, ce qui
veut dire aussi fines que des cheveux; ces vaisseaux vont se
terminer en entourant, comme d'un filet à mailles serrées,
les petites ampoules formées par l'extrémité des conduits qui

introduisent l'air dans le poumon. Voici de quelle manière cette introduction à lieu ; à chaque aspiration, soit par le nez, soit par la bouche, l'air pénètre dans un conduit dont l'ouverture se trouve au fond de la gorge; en avant du conduit par où passent les aliments, et qui traverse le col, au bas duquel il se divise en deux branches, une pour le poumon droit, l'autre pour le poumon gauche; chacune de ces branches se divise aussi à l'infini dans toute l'étendue du poumon, pour aller se terminer par ces petites ampoules dont j'ai parlé plus haut; toutes ces branches et ces ampoules sont si nombreuses qu'elles constituent la plus grande partie du poumon, ce qui explique le gonflement de cet organe lorsqu'on y insuffle de l'air.

Lorsque l'air entre dans la poitrine, il remplit et gonfle les ampoules, et agit dans ce moment-là sur le sang, à travers la membrane, ou la peau excessivement mince, qui sépare chaque ampoule de l'extrémité des dernières ramifications des vaisseaux sanguins; ce contact n'opère pas un mélange complet, mais un mélange partiel; une partie de l'air traverse la peau mince qui la sépare du sang et va se mêler à lui, pendant qu'une partie gazeuse du sang s'en échappe et va se mêler à l'air pour être ensuite expulsée du poumon avec lui. Par ce double échange, le sang, de noir qu'il était, devient rouge ; il est vivifié; il est plus chaud et plus léger, enfin, il a subi une épuration, et les matériaux qui le forment, soit qu'ils proviennent déjà de toutes les parties du corps ou qu'ils soient le résultat de la digestion, ont alors acquis la propriété de pouvoir réparer les pertes éprouvées par nos organes et d'être incorporés à eux.

Ce sang, ainsi préparé, prend le nom de sang artériel ; il est conduit dans la cavité gauche du cœur, pour être de là transporté par des vaisseaux, que l'on appelle artères, dans toutes les parties du corps où il porte la vie; ces artères se divisent aussi en une multitude infinie de vaisseaux capillaires qui pénètrent dans tous nos tissus dont il_font en quelque sorte partie; ils y laissent déposer ce qui leur est nécessaire pour leur entretien, leur réparation ou leur développement; le tissu osseux prend de la matière osseuse; le tissu nerveux, de la matière nerveuse, etc.; en même temps, il ramasse toutes les impuretés et pénètre ensuite dans les organes sécréteurs qui l'en dépouillent. C'est ainsi que les reins reprennent au sang les matières qui composent l'urine; la peau, celles qui forment la sueur; de même pour tous les autres organes chargés des autres sécrétions qui doivent être rejetées hors du corps; enfin, après avoir rempli toutes ces fonctions, il retourne par les veines dans la cavité droite du cœur pour recevoir de nouveau le chyle et recommencer cette action qui dure autant que la vie.

On peut maintenant se rendre compte de l'action de l'air sur notre organisation et comprendre combien il est important de le respirer pur, puisque tout ce qui en altère la composition devient nuisible à la santé.

Si les modifications de l'air ont une si grande influence sur notre économie, il faut nécessairement en connaître la composition. Nos sens, si délicats qu'ils soient, ne suffisent pas toujours à assurer qu'il est pur, vicié ou altéré par des causes qui nous échappent.

L'air, qui vous paraît un corps simple, ne l'est cependant pas; il est le résultat de la composition de deux gaz que l'on appelle l'un *azote* et l'autre *oxygène;* dans cent parties d'air, l'azote y entre pour soixante-dix-neuf et l'oxygène forme les vingt-une autres parties, à l'exception de quelques fractions d'un autre gaz que l'on appelle *acide carbonique*, qui remplace une quantité équivalente d'oyxgène. Dans tous les pays, à toutes les hauteurs, l'air est ainsi composé, et il constitue l'atmosphère qui enveloppe la terre sur une épaisseur d'environ quinze lieues; il contient toujours, en quantité variable, de l'eau en dissolution; il est plus ou moins chaud, selon les lieux, les saisons et l'époque de la journée. C'est cette partie de l'air que l'on appelle oxygène, qui a la propriété de se mêler au sang dans le poumon et d'opérer les modifications dont nous avons parlé; aussi, à cause de cela, lui a-t-on encore donné le nom d'air vital que je lui conserverai comme indiquant mieux son action.

Le gaz azote ne semble avoir d'autre mission que de tempérer l'activité de l'oxygène qui, s'il était respiré pur, userait promptement la vie. Enfin, le gaz acide carbonique, qui se trouve en petite quantité dans l'air, est semblable à celui qui sort de nos poumons, soit qu'il sorte tout formé du sang ou bien qu'il soit formé par une combinaison de son principe ou de sa base, qui est le carbone, avec l'oxygène de l'air. Ce carbone, dont je viens de vous parler, est la partie combustible du charbon. Ce gaz acide carbonique ne peut être respiré sans causer la mort par asphyxie.

En résumé, toutes les fois que l'air que nous respirons est altéré dans sa composition, il en résulte des accidents plus ou moins graves pour notre santé; il nous importe donc de bien connaître les causes qui peuvent amener cette altération, afin de pouvoir les éviter; cet enseignement constitue ce que j'appelle l'hygiène de la respiration qui est aussi l'hygiène du sang, de ce liquide qui nous nourrit.

Pour être mieux compris, je vais indiquer séparément les différentes sources d'où proviennent les gaz qui modifient la composition de l'air, et les mesures hygiéniques qu'il convient de prendre pour se soustraire à leur fâcheuse influence :

1° L'air est modifié par les végétaux et les animaux vivants.

Pendant le jour, sous l'influence du soleil, les végétaux absorbent, par leurs feuilles et toutes leurs parties vertes, le gaz acide carbonique que contient l'air en contact avec eux ; ils s'emparent d'un des éléments de ce gaz, du carbone, ils se l'incorporent et laissent à l'état de liberté l'oxygène ; agissant de la sorte, les végétaux purifient l'air. Pendant la nuit, au contraire, ils exhalent ou rendent une partie de ce gaz acide carbonique.

L'air est vicié par les émanations que fournissent les fleurs ; ces odeurs fortes agissent plutôt sur le cerveau par la vive impression qu'elles produisent sur l'odorat.

Les animaux, y compris les hommes, versent dans l'air, chaque fois qu'ils expirent, c'est-à-dire que l'air sort de leur poitrine, une certaine quantité d'acide carbonique ; en outre, il sort continuellement du corps, par la peau et les autres organes sécréteurs, des matières chargées d'autres gaz de différentes natures qui contribuent beaucoup à l'altération de l'air.

Il résulte de ces faits que, par une admirable compensation, l'air est épuré par les végétaux à mesure qu'il est vicié par les animaux ; ainsi, les arbres, les gazons qui entourent les habitations, qui garnissent les rues et les places des villes, sont non-seulement un objet d'agrément, mais encore plus d'assainissement, et ils n'ont et ne peuvent avoir d'inconvénient que lorsque, trop rapprochés des habitations, ils entretiennent de l'humidité. Le bon air des bois est, d'ailleurs, bien connu, et tout le monde sait que les convalescents et ceux qui ont un tempérament faible y trouvent de l'appétit, de l'activité et des forces.

L'accumulation des animaux et des hommes dans les lieux où l'air ne peut pas être renouvelé en proportion de son altération, cause au contraire un malaise dans la respiration, de l'oppression qui peut aller jusqu'à la défaillance ; ce sont là les effets immédiats d'un air altéré par des émanations animales, de la diminution de l'oxygène et de la trop grande proportion de gaz acide carbonique ; lorsqu'on est habituellement soumis à ces causes, les effets immédiats sont moins nuisibles, on s'y accoutume ; mais aussi, on éprouve d'autres phénomènes qui indiquent une altération profonde de la santé ; le teint devient pâle, les forces diminuent, l'appétit se perd, et une maladie se déclare ; tout cela est dû à l'introduction continuelle d'un poison dont l'action, quoique lente, n'est pas moins certaine et pernicieuse.

Ces conditions fâcheuses se rencontrent temporairement dans les salles de bal et de spectacle, journellement dans certains ateliers, et plus souvent encore dans les chambres communes où les ouvriers sont entassés pendant la nuit ; ces inconvénients, très-ordinaires dans les villes où les logements sont chers, ont moins de raison d'exister dans les campagnes ; cependant, j'ai eu de fréquentes occasions de constater que très-souvent les chambres à coucher sont trop petites et trop bien closes ; que les hommes qui soignent les bestiaux et couchent dans les écuries, étables ou bergeries, ne le font pas sans inconvénients pour leur santé, quand ces bâtiments ne sont pas assez vastes ou suffisamment aérés ; et il n'est pas vrai, comme on le croit, que l'air des étables soit très-sain et concoure à guérir les maladies de poitrine ; cet air est hu-

mide et lourd, et il est altéré par la respiration et les émanations des vaches et de leur fumier ; ce qu'il y a d'exact,
c'est que les personnes dont la poitrine est délicate, dont les
bronches sont irritables, y toussent moins et s'y trouvent
mieux, tandis que celles qui se portent bien y éprouvent un
sentiment d'oppression.

Il est facile maintenant de comprendre la nécessité de renouveler l'air de vos ateliers et de vos chambres à coucher.

Si des corps sains il sort des émanations qui compromettent la santé, les corps malades en fournissent bien davantage ; la sueur et toutes les sécrétions sont des sources d'altération ; si, en outre, il existe des plaies, quel foyer d'infection, et combien n'est-il pas dangereux pour le malade lui-
même et pour ceux qui le soignent de respirer un air aussi
profondément altéré !

Cet inconvénient n'existe plus dans les hôpitaux que la
charité publique entretient pour les malades pauvres ; depuis
longtemps les médecins en ont compris le danger et ont
obtenu, dans ces établissements, l'espace nécessaire, le renouvellement de l'air et la propreté.

C'est dans les maisons particulières, principalement chez
les ouvriers, que les malades manquent d'air, de cet aliment
si facile à se procurer et si utile. Par suite d'un préjugé dé-
plorable, à cause des fâcheuses conséquences, les malades
sont enfermés dans des alcoves entourés de rideaux épais,
les portes et les fenêtres sont calfeutrées, on craint l'air
comme la peste ; si la maladie doit être longue, il faut que le
malade soit bien robuste pour résister au mauvais air qu'il
respire, et les personnes qui l'entourent, bien courageuses ou
bien imprudentes pour s'y tenir enfermées.

Pour prévenir ces inconvénients si ordinaires chez les artisans des villes et des campagnes, il faut seulement, quel que soit le temps, renouveler l'air, tenir propre la chambre du malade, ouvrir ses rideaux, le changer de linge à mesure qu'il en a besoin ; avec quelques précautions faciles, on peut éviter l'action directe du vent sur lui ; il n'y a que les coups d'air qui sont dangereux ; avec ces soins il guérira plus vite, moins de gardes seront victimes, et on croira moins à la contagion des maladies, préjugé fâcheux en ce qu'il est cause quelquefois de l'abandon ou de l'isolement des malades. Sachez donc bien qu'il est très-peu d'affections contagieuses, et qu'un moyen certain de conserver sa santé en soignant un malade, c'est de le tenir proprement et de renouveler l'air de sa chambre.

2° La putréfaction ou la décomposition des matières organiques végétales ou animales altère aussi l'air.

Lorsque ces matières ont cessé de vivre, elles se décomposent plus ou moins lentement, selon leur organisation et les conditions dans lesquelles elles sont placées ; cette décomposition est favorisée par l'air, l'eau et la chaleur, et il s'opère dans ces corps une action qui a pour résultat que tout ce qui n'est pas sel ou terre devient un liquide qui s'évapore sous la forme de gaz, et a une odeur putride, et son mélange à l'air le rend dangereux à respirer, selon les proportions dans lesquelles ils se trouvent mêlés ensemble.

Les émanations qui s'élèvent des viandes de boucherie, des poissons et des légumes ou fruits, n'ont rien de malsain lorsque ces substances sont fraîches ; on sait, au contraire, que les personnes qui vivent dans cette atmosphère sont ordinairement remarquables par leur beau teint et leur embonpoint. Les débris des abattoirs, composés du sang et des intestins des animaux qui y sont tués, se putréfient promptement et sont

une source d'infection ; aussi a-t-on relégué ces établissé-
ments loin des habitations des grandes villes. Il est regrettable que cette mesure ne soit pas générale ; les rues de nos
petites villes et de nos villages ne seraient pas infectées et malsaines comme cela arrive au moins un jour par semaine. C'est
un avis que je donne, en passant, aux autorités municipales que
les lois *investissent* de tous les pouvoirs pour faire, au point de
vue de la salubrité, cesser de semblables abus. Quant aux
particuliers, je ne puis que leur recommander, ainsi que, du
reste, les règlements de police le prescrivent, d'enterrer les
animaux morts assez profondément et loin des habitations.

Enfin, la désorganisation du corps humain, après la mort,
est accompagnée des mêmes dangers pour notre santé ; c'est
pourquoi les cimetières sont éloignés des habitations des
grandes villes : dans les campagnes, où la population est
moins considérable et moins agglomérée, il y a peu d'inconvénients à ce que le cimetière soit placé autour de l'église,
lorsqu'elle est située au milieu du village ; malgré cela, dans
les temps d'épidémies qui règnent ordinairement par les
grandes chaleurs, il y a du danger à ce qu'un sol comme celui d'un ancien cimetière, imbibé d'une grande quantité de
miasmes putrides, soit souvent remué, car il s'en échappe des
gaz délétères qui peuvent causer des maladies. Je sais que
l'autorité permet la translation des cimetières loin des habitations ; mais je sais aussi que les habitants sont consultés
sur la convenance de cette mesure, et que trop souvent ils
s'y opposent par respect pour les cendres de leurs pères, sentiment honorable assurément, mais qui ne devrait pas être
blessé, puisque le transport des débris est opéré cinq ans
après que l'on a cessé de faire des inhumations, et se fait avec
tous les soins qu'exige une si grave et si sérieuse cérémonie.

J'espère que, mieux éclairées sur l'utilité de ces mesures de précaution conseillées par le gouvernement, les populations ne les rejetteront plus.

NEUVIÈME ENTRETIEN.

Suite du même sujet. — Des gaz fournis par la décomposition des matières végétales et animales; — Par la fermentation des substances végétales, par la combustion du bois et du charbon, et l'éclairage.

Nous avons vu, dans le dernier entretien, comment l'air est altéré par la putréfaction des animaux, les accidents qui peuvent résulter de l'introduction habituelle dans nos poumons d'un air ainsi vicié, et les moyens de se soustraire à ces fâcheuses influences ; je vais continuer l'examen de tout ce qui peut encore altérer l'air dans sa composition et compromettre notre santé.

La décomposition des végétaux est également accompagnée du développement de gaz malsains; ceux qui se dégagent du chanvre déposé dans les routoirs nous en présentent un exemple si évident qu'une mesure de police, rarement exécutée, défend que ces foyers d'infection soient établis dans le voisinage des habitations.

Le plus ordinairement, les végétaux qui pourrissent sont mêlés à des matières animales. Il en est ainsi pour les fumiers et les immondices qui infectent les cours et les rues de nos villages et de certaines villes.

Ces fumiers sont indispensables aux cultivateurs ; ceux-ci font, avec raison, tous leurs efforts pour en obtenir une grande quantité et de bonne qualité ; le meilleur est celui qui est le plus consommé. Il faut donc trouver les moyens de mettre d'accord les besoins de l'agriculture avec les règles de l'hygiène ; cela est facile ; mais, pour faire ce que je vais conseiller, il faut d'abord être bien convaincu du danger résultant de la manière dont les fumiers sont habituellement arrangés : on les tire des étables et des écuries, on les étale dans une cour, devant les bâtiments ; ces cours sont ordinairement creuses et conservent l'eau ; la couche de fumier s'accroît à chaque écurage ; elle est foulée et tassée par les hommes, les animaux et les voitures, imbibée par les urines des animaux et par toutes les eaux ménagères ; elle s'échauffe, fermente, se décompose, pourrit, et il s'en exhale constamment des gaz désagréables, nauséabonds, pour ceux qui n'y sont pas habitués, surtout lorsqu'elle est bien imbibée de son jus et qu'elle s'enfonce sous les pieds.

Je ne vous dirai pas le nom de tous ces gaz ; ils irritent le nez, les yeux, la gorge et pénètrent dans les poumons et empoisonnent le sang. Leur action est aussi pernicieuse chez les habitants des campagnes que le mauvais air que respirent les ouvriers dans certaines grandes fabriques insuffisamment aérées.

Lorsque les fumiers et les bâtiments sont disposés de manière que l'air circule facilement et enlève les gaz à mesure qu'il se développent, il y a peu de danger ; quand, au contraire, les bâtiments entourent la cour, ces gaz pénètrent dans les habitations par toutes les ouvertures et font partie de l'air que respirent ceux qui y demeurent ; c'est à cette cause que les médecins ruraux attribuent le caractère putride que présentent les maladies des cultivateurs, principalement en automne, et toutes les fois qu'ils vident leurs cours remplies de fumiers.

Pour prévenir ces accidents, si évidents pour nous, et souvent ignorés ou contestés précisément par ceux qui en souffrent, il est facile de concilier les intérêts de l'agriculture avec ceux de la santé. Je demande qu'au lieu d'étendre les fumiers en couches minces sur toute la surface de la cour, on les dispose comme ils le sont dans les exploitations agricoles dirigées par des chefs éclairés, c'est-à-dire qu'on en forme des tas carrés de deux mètres de hauteur ; ainsi disposés, ils se consument plus complétement et plus vite ; ils perdent moins de gaz, contiennent, par conséquent, plus de nourriture pour la terre et fournissent moins de poison pour les hommes et les animaux. (On aura soin de les arroser avec leur jus de temps en temps.)

Ces tas de fumier peuvent être à portée des étables et des écuries et placés de manière que les vents habituels ne dirigent pas les émanations qui en sortent vers les habitations ; l'espace ne manque généralement pas à la campagne ; et il ne faut que de la bonne volonté pour faire cesser une cause si active de maladies et qui fait plus de victimes que l'on ne croit.

Les immondices ramassées par le balayage des chambres, des cuisines et de tous les bâtiments, et provenant des débris de nos aliments, etc., etc., sont réunies en tas ou jetées sur la voie publique ; abandonnées, exposées à l'influence du soleil et de la pluie, elles se décomposent, pourrissent et sont aussi une source féconde d'émanations malfaisantes qui corrompent l'air. Si la police municipale néglige de prescrire l'enlèvement de ces immondices, chaque habitant doit, dans l'intérêt de sa santé, les porter au loin, dans un coin de terre qu'elles peuvent rendre fertile. Des inconvénients bien plus grands résultent de la présence de ces matières animales ou végétales dans les habitations, principalement dans les pièces où l'on couche. Il faut que ce danger ne soit pas connu, puisque nous voyons si souvent dans les chambres des tas d'ordures formés par des débris de végétaux et d'animaux pourris, des légumes ou des fruits que l'on veut conserver, et aussi du laitage et du fromage qui fermentent. Lorsque les habitants de ces sales demeures sont pâles, livides ou affaiblis, nous savons quelle est la cause de cet état, et, s'ils sont malades, notre premier soin est de faire nettoyer la maison pour l'assainir, car il n'y a pas de guérison possible dans un pareil cloaque.

La prédilection du choléra et des maladies épidémiques pour les habitations mal tenues devrait apprendre à tout le monde la nécessité de la propreté.

Les mares, alimentées par les eaux de pluie, et qui reçoivent aussi les eaux des cours, s'altèrent promptement lorsqu'elles n'ont pas d'écoulement ; les végétaux et les petits animaux qui y naissent et y meurent activent cette altération; elles sont donc une source féconde de mauvais air ; et cet inconvénient est surtout bien prononcé dans l'automne, époque où les eaux sont basses et la vase à découvert; l'odeur qui s'en exhale incommode le nez, les yeux et la gorge par son âcreté, et, si son action sur les poumons est moins sentie, elle est beaucoup plus dangereuse.

Ces mares sont une nécessité pour beaucoup de localités ; eh bien ! pour se préserver des dangers de leur voisinage, il faut que leurs parois soient taillées à pic ou en talus très-rapides, afin que les eaux, en tarissant, ne laissent pas la vase à découvert, et elles doivent être curées tous les ans pendant les gelées.

Si le tableau que je viens de faire des inconvénients d'un air vicié paraît exagéré au lecteur campagnard, il ne contestera sans doute pas ceux qu'il a pour la santé et la vie de ses animaux, dont le cultivateur est souvent plus occupé que de lui-même.

Lorsque, comme l'on dit, la maladie envahit une bergerie, une vacherie, ou une-écurie; lorsque la majeure partie des animaux qu'elles renferment sont malades et périssent, si vous consultez un vétérinaire habile, il en trouve la cause dans la mauvaise disposition des bâtiments ou des lieux qui les avoisinent, ou bien encore dans la mauvaise qualité des aliments; il vous éclaire et fait cesser la maladie; si, au contraire, comme il arrive trop souvent, vous allez trouver un ignorant ou un charlatan, il drogue vos bestiaux; vous dépensez beaucoup d'argent et ils n'en périssent pas moins: c'est une ruine pour les cultivateurs. Souvent, en désespoir de cause, on consulte un sorcier, et voici ce qui arrive. J'en ai connu bon nombre, je les ai vus à l'œuvre, et je puis vous dire comment font les plus habiles et comment ils obtiennent des succès qui étonnent même ceux qui ne croient pas à leur puissance. Ces hommes sont ordinairement d'anciens bergers, intelligents, réfléchis, observateurs fins et rusés; ils se font raconter les détails de la maladie, son origine, sa marche, etc., etc., puis, d'une manière mystérieuse, ils visitent les lieux en disant des paroles et faisant de prétendus signes *cabalistiques*. Après avoir fortement frappé l'imagination des assistants (et, remarquez-le, ils ont soin d'éloigner de leur présence ceux qu'ils appellent des incrédules); ils font faire, par exemple, une large ouverture au plancher, et, avec force paroles et force gestes, ces hypocrites ordonnent au démon de sortir par cette voie ; ou bien ils commandent qu'un ruisseau infect qui baigne les murs des bâtiments soit détourné, ou bien encore que le sol de l'écurie, vacherie ou bergerie, abaissé par les curages, soit relevé de manière que les urines puissent s'écouler au dehors, en disant que le sort est attaché ou au ruisseau ou au plancher ; enfin, pour couronner la conjuration, ils annoncent qu'après une ou plusieurs neuvaines, le sort n'existera plus et que la maladie cessera ; leurs prédictions se réalisent s'ils y ont ajouté un conseil vraiment utile, mais qu'ils ont été coupables d'accompagner de toutes ces vaines pratiques.

Cette histoire est celle de tous les prétendus sorciers.

Si j'ai réussi à faire comprendre l'influence d'un air vicié, altéré, sur la santé des hommes et des animaux, vous n'aurez plus recours à ces gens qui, par des pratiques ridicules autant que blâmables, font croire à des effets surnaturels, tandis qu'il ne s'agit en réalité que de moyens simples que le bon sens doit nous apprendre aussi bien qu'à eux.

Les marais, qui couvrent encore une si grande partie de notre sol, sont également de puissantes causes de l'altération de l'air ; leurs eaux se trouvent décomposées par les matières végétales et animales qui, comme dans les mares, y naissent et meurent, dégagent continuellement des gaz auxquels on donne le nom générique d'effluves ou miasmes qui vicient profondément l'air auquel ils se trouvent mêlés. Les hommes et les animaux qui habitent le voisinage de ces foyers d'infection, offrent tous un caractère très-marqué de l'altération de l'organisation ; leur taille est moins élevée ; ils sont plus chétifs et plus maladifs que ceux qui vivent dans des contrées plus saines ; des fièvres dites *intermittentes* les atteignent souvent à l'automne , et la durée moyenne de leur vie est sensiblement diminuée. Ici doit s'arrêter ce que j'ai à indiquer sur ce sujet, car les seuls moyens de prévenir ces fâcheux effets sont du domaine de l'hygiène publique; l'autorité doit provoquer et favoriser le desséchement de ces marais, et il y a double profit à attendre de ce travail ; la partie du sol qu'ils occupent ne fournit à l'homme , dans l'état actuel, que des miasmes qui altèrent sa santé, tandis que, assainie et livrée à la culture, cette terre lui assure le fruit de son industrie en produisant des végétaux alimentaires.

Les lieux d'aisances sont encore des sources de miasmes pestilentiels; l'odeur désagréable qui s'en exhale porte à les éloigner le plus possible des habitations; dans les campagnes, il n'y en a pas d'autres que les fumiers; dans les villes, les matières sont reçues dans des fosses particulières; la police a des règlements pour la confection de ces fosses et pour leur vidange ; et je n'en parle que pour recommander la soumission à ses prescriptions qui ont pour but d'éviter les accidents qui résultent de l'action des gaz délétères émanant des résidus des digestions humaines, accumulés et conservés.

Les habitations, par leur genre de construction et la distribution des pièces, modifient aussi l'action de l'air ; mais, comme cela agit sur toute notre constitution, je n'en parlerai qu'après avoir traité de l'hygiène de nos divers organes.

L'air est encore altéré par la fermentation des substances végétales; lorsque certaines parties des végétaux sont dans des conditions déterminées d'humidité et de chaleur, il s'opère en elles un travail chimique, la fermentation, qui donne lieu à la formation d'un principe que l'on appelle alcool, communément appelé esprit de vin; cette opération donne lieu à un dégagement de gaz acide carbonique. La fabrication du vin, du cidre et de la bière en fournit en très-grande quantité, et particulièrement celle du vin; et comme ce gaz est plus pesant que l'air atmosphérique, il forme dans les cuves une couche au-dessus du raisin écrasé; il se répand et descend vers le sol. Il est donc bien important, pour celui qui est chargé de fouler le raisin, de tenir la tète bien élevée au-dessus de la cuve; et, dans la crainte d'un accident, il ne doit jamais rester seul, car ce gaz, comme je l'ai dit, causerait promptement l'asphyxie, sans l'intervention active de secours intelligents. Pour éviter ce danger, les cuves doivent toujours être placées dans un lieu où l'air circule librement par deux ouvertures opposées; si, par la disposition des lieux, on peut craindre qu'elles contiennent une trop grande quantité d'acide carbonique, on doit, avant d'entrer, introduire une chandelle allumée, attachée au bout d'un long bâton, et la porter successivement dans toutes les parties du bâtiment; si la lumière s'affaiblit, pâlit, et, à plus forte raison, si elle s'éteint, vous êtes avertis de la présence du gaz, et vous devez attendre que l'air extérieur l'ait chassé; ne faites pas de bravades en pareil cas, la leçon serait terrible et ne se ferait pas attendre.

Enfin, la combustion du bois, de la braise, du charbon végétal et minéral, est encore une cause de l'altération de l'air dans nos habitations; ces corps ne brûlent et ne forment de la chaleur qu'à la condition de prendre à l'air qui nous environne cette partie que je vous ai désignée sous le nom d'oxygène, pour la combiner avec une substance qu'ils contiennent tous, et que l'on appelle carbone; le résultat de cette combinaison est la combustion qui produit encore ce gaz acide carbonique que nous retrouvons toujours pour vicier l'air.

Avec ce double effet de la formation d'un gaz délétère et de la consommation de l'oxygène qui est l'air vital, on arrive à des conséquences bien funestes pour notre santé, même pour notre vie, si nous restons soumis à son influence. Examinons donc quels sont les moyens de nous en préserver.

Le bois, exigeant pour brûler un courant d'air assez rapide, les gaz que sa combustion produit peuvent s'échapper facilement, et l'air de la chambre ne se trouve pas altéré ; mais il n'en est pas de même de la braise et du charbon; ces combustibles, étant formés de carbone presque pur, ils brûlent facilement; aussi généralement on s'en sert dans des fourneaux, et, si l'air de la pièce où ils brûlent n'est pas renouvelé, la combustion ne tarde pas à épuiser l'oxygène qui est remplacé par du gaz acide carbonique dont les effets sont d'autant plus dangereux que l'on ne s'aperçoit de sa présence que lorsque l'on n'a déjà plus la force de s'y soustraire; c'est ce que savent trop bien ces malheureux qui demandent à ce moyen la fin de leur existence, pensée funeste que l'on voudrait toujours considérer comme un acte de délire, de folie !...

Les effets de ces gaz agissent souvent d'une manière lente et continue, compromettante pour la santé des personnes qui y sont habituellement exposées : combien de repasseuses ne nous disent-elles pas : « Le fer nous fait mal, » et ne lui attribuent-elles pas des maux de tête, d'estomac, de l'oppression, etc., etc. ! Ces souffrances ou indispositions sont dues à la respiration continuelle d'un air vicié par le gaz carbonique.

Ces accidents peuvent être facilement écartés en plaçant les fourneaux qui contiennent la braise ou le charbon à l'air libre d'une cheminée, ou bien sous un chemineau; les gaz peuvent alors s'échapper à mesure qu'ils sont formés, et il n'en reste aucune trace dans les habitations.

L'emploi du bois dans les cheminées n'a aucun inconvénient lorsqu'elles sont bien établies et qu'elles ne fument pas;
on peut-être assuré que tous les gaz malfaisants produits par
la combustion sont entraînés avec la fumée; il en est de même
du charbon de terre.

Par économie et pour ne rien perdre de la chaleur, l'usage
des poêles s'est répandu parmi les ouvriers; ils s'en servent
pour chauffer leurs ateliers qui, souvent, leur servent de
chambre à coucher; ils font cuire sur ce poêle, ou dans un
four, tous leurs aliments; lorsque toutes les ouvertures sont
bien closes, pour ne pas laisser pénétrer l'air froid du dehors,
on obtient une température élevée, il est vrai, mais aussi
quel air vicié par le feu, par les émanations de tout ce que
l'on fait cuire, par celles que fournissent quelquefois les
objets du travail et par tous ces corps échauffés qui s'agitent
dans cette chambre où l'on passe les jours et les nuits ! Le
vase plein d'eau placé sur le poêle fournit un peu d'humidité, mais il n'assainit pas. Ne soyez donc pas étonnés du
teint hâve de tous ces gens qui, pour avoir chaud, ont respiré un air impur pendant tout un hiver.

On peut se servir d'un poêle, mais à la condition d'ouvrir,
le matin et le soir, les portes et les fenêtres pour renouveler
l'air; craignez moins un rhume qu'un empoisonnement qui,
quoique lent et insensible pour vous, n'en est pas moins réel.

La combustion de la chandelle, de la bougie, de l'huile et
du gaz, n'a lieu également qu'à la condition de la destruction
de notre air vital, et il est remplacé par des gaz dont la nature est toujours dangereuse pour nous. Si l'éclairage au gaz
produit plus de lumière et est économique, nous payons cher
ces avantages, car il dévore notre oxygène, et, au lieu d'un
air pur, nous n'avons plus qu'un mélange dont la respiration

est un poison. Dans les grandes réunions, dans les bals et les spectacles, l'altération de l'air par l'éclairage vient encore augmenter les mauvaises conditions de tous les rassemblements humains. L'ouvrier ne fait pas un grand luxe d'éclairage ; n'ayant que la lumière nécessaire à ses travaux, il n'a rien à craindre de ce côté. Je n'ai donc pas à prémunir mes lecteurs contre ce danger.

DIXIÈME ENTRETIEN.

Influence des vents, de la pluie et des volcans sur la composition de l'air humide, sur la respiration. — Premiers soins à donner à quelques maladies des poumons. — Du rhume. — Soins à donner aux asphyxiés.

Nous avons établi dans les deux derniers entretiens l'hygiène de la respiration, c'est-à-dire que j'ai cherché à signaler toutes les causes qui peuvent nous rendre malades, par suite de l'altération de l'air, en indiquant les moyens recommandés par l'expérience et la science et dont l'emploi peut nous préserver de leur fâcheuse influence.

A ne considérer, comme je l'ai fait, que les sources si nombreuses et si énergiques qui produisent tous les gaz délétères, il semblerait que, dans un temps donné, notre atmosphère sera tellement altérée, que les hommes et les animaux ne pourront plus y vivre; cependant il n'en est pas ainsi. Par une admirable compensation, les végétaux épurent constamment l'air, en s'assimilant la base du gaz acide carbonique, le carbone, et en laissant libre l'oxigène qu'il contient, à mesure que les animaux et la décomposition des végétaux produisent ce même gaz; quant aux autres gaz formés à la surface de la terre, sous l'influence de l'action absorbante du soleil qui en favorise le développement, ils s'élèvent dans les hautes régions de l'atmosphère, que l'on peut considérer comme un vaste laboratoire ; là, chassés par les vents, ils se mêlent, se combinent à l'eau et forment des nuages ; dans certaines circonstances, l'électricité se développe, agit sur eux, et de nouvelles combinaisons ont lieu ; l'orage éclate, et l'eau, contenant en dissolution des gaz et des sels fertilisants, vient arroser la terre et lui fournir les matériaux dont elle a besoin pour nourrir et entretenir les plantes, et je pourrais ajouter, lui rendre ce qui en est sorti, ce qui s'en est échappé. On peut juger de l'importance du rôle que jouent les vents dans ces diverses combinaisons atmosphériques. En opérant le déplacement des couches épaisses de l'air, son mélange avec tous les miasmes et les vapeurs qui s'élèvent sans cesse de la surface de notre globe, et en favorisant ces opérations chimiques qui se font sur une si grande échelle, autour de nous, ils sont un puissant moyen de purification.

Ces explications suffiront, je le pense, je ne dirai pas pour rassurer sur la salubrité indéfinie de l'atmosphère, mais pour faire entrevoir qu'au milieu de tant d'éléments divers, l'harmonie s'établit et est assez durable pour nous fournir un air presque toujours composé régulièrement.

Je n'ai rien à apprendre au lecteur des bouleversements et des révolutions qui s'opèrent dans l'air par suite de l'éruption des volcans ; ces grandes crises de notre globe terrestre font sortir de ses entrailles des masses de gaz et de minéraux en fusion qui projettent au-dessus de l'écorce terrestre des produits nouveaux pour les mêler à ceux qui proviennent de la surface de la terre. Ce qui se passe alors dans le sein de la terre et au milieu des airs est encore un mystère pour nous ; cependant, il nous est permis d'en apprécier les résultats, qui sont des bienfaits, puisque de l'action de toutes ces causes occultes, il résulte que la fertilité du sol est entretenue et la vie des hommes assurée : phénomènes merveilleux qui doivent nous inspirer un sentiment de profonde humilité et de reconnaissance envers le Créateur, car ils donnent une bien grande idée de la puissance et de la bonté divines, en toutes choses.

L'air, par ses propriétés physiques, a également de l'influence sur notre respiration ; mais cette influence est seulement physique, elle ne modifie pas la composition du sang et ne peut rien sur lui ; elle varie selon les saisons, les climats et la disposition du sol. Je dirai seulement à ce sujet qu'un volume donné d'air chaud, un litre, par exemple, contient moins d'oxygène que la même quantité d'air froid, parce que la chaleur le dilate, c'est-à-dire, augmente son volume sans en augmenter la quantité ; il peut aussi contenir plus d'eau en dissolution et, par conséquent, être humide ; l'air froid, au contraire, est plus sec, plus dense, c'est-à-dire que sous le même volume, il contient plus de gaz ; dès lors il est plus vivifiant : celui que l'on respire sur les bords de la mer est plus fortifiant que celui des hautes montagnes où il est plus vif, plus raréfié, plus léger, et où on est obligé, pour subvenir aux besoins du sang, de remplir plus souvent sa poitrine, autrement dit, de respirer plus vite.

Les poitrines ordinaires s'habituent facilement aux changements que l'air présente dans sa composition physique ; on en tient compte seulement pour les malades ; mais cette considération est du ressort de la médecine et ne doit pas nous occuper.

Ici se termine ce que j'appellerai l'instruction de l'hygiène des organes de la respiration. Maintenant je vais donner quelques conseils sur les soins qu'exige la plus simple affection de ces organes, le rhume, pour lequel on ne consulte ordinairement pas un médecin. J'expliquerai d'abord ce qu'on entend par un rhume, les causes qui le produisent, les dangers de le négliger, et je finirai en disant ce qu'il faut faire pour s'en débarrasser le plus vite possible.

L'action directe d'un air froid, d'un air imprégné de gaz irritants, enflamme la membrane qui tapisse intérieurement les voies aériennes et occasionne ce que nous appelons un rhume. Ces causes n'agissent guère que sur le commencement de ce conduit, sur les fosses nasales et le larynx; le plus ordinairement cette affection est due à l'action du froid sur la peau, principalement lorsque le corps est en sueur; ce froid arrête la transpiration en crispant les vaisseaux; la sueur ne rentre pas comme on le dit, mais le sang est repoussé et afflue vers cette membrane intérieure qui se gonfle et devient malade. Certaines organisations très-susceptibles sont disposées à ces sortes de rhumes : ce sont celles dont la peau est fine et délicate, qui, comme les femmes, et les ouvriers de plusieurs professions spéciales, ont quelques parties du corps alternativement couvertes et découvertes. Tout le monde sait aussi combien de rhumes proviennent du refroidissement sur le corps du linge imbibé de sueur. Dans son état normal, la membrane qui tapisse les conduits par lesquels la respiration s'opère est humectée par un liquide qui sort de sa surface : c'est une sueur interne presque insensible qui s'évapore et sort de nos poumons; l'humidité de ces parties entretient leur souplesse et facilite les fonctions qu'elles sont destinées à remplir. Lorsqu'elles sont malades, le liquide qu'elles fournissent se trouve arrêté pendant quelque temps; mais bientôt il augmente de quantité et prend une consistance telle qu'il ne peut plus être évaporé; il reste dans les conduits et gêne la respiration; le malaise qui en résulte provoque alors, à notre insu et dans l'intérêt de notre conservation, une convulsion des muscles, qui détermine ou la toux, quand l'affection a son siége dans les parties aériennes que l'on appelle larynx, trachée et bronches, ou l'éternuement, lorsque l'affection occupe les fosses nasales; cette convulsion se répète chaque fois qu'il se trouve un liquide épais dans les conduits et jusqu'à ce qu'il soit expulsé par l'expectoration ou l'éternuement.

Les dangers des rhumes prolongés ou répétés sont bien connus. On sait qu'un rhume, mal soigné au début, dégénère quelquefois en fluxion de poitrine dont le caractère et le danger sont beaucoup plus graves. Il y a donc nécessité d'éloigner toutes les causes qui peuvent occasionner un rhume, et, lorsqu'on n'a pu l'éviter, de bien le soigner dès le début.

Tant que cette indisposition n'ôte pas l'appétit et ne diminue pas les forces, on continue avec raison son travail; on serait blâmable et blâmé si l'on s'arrêtait pour si peu. Une si légère indisposition se calme en évitant les refroidissements, en mangeant un peu moins et en attirant la transpiration à la peau pendant la nuit au moyen d'une boisson chaude prise le soir et par une ou deux couvertures de laine. Si cependant l'affection augmentait, si elle se compliquait d'un malaise général, de lassitude dans les membres, de maux de tête, d'altération, il faudrait alors garder la chambre et faire diète. C'est une fluxion de poitrine qui commence; si les symptômes caractéristiques : point de côté, sang dans les crachats et oppression, se manifestent, il faut d'urgence appeler le médecin

Pour prévenir de si graves maladies, tout rhume accompagné de fièvre doit déterminer le malade à rester au lit pour y transpirer. Il boira la tisane qu'il voudra, pourvu qu'elle soit douce et chaude; il fera diète ou il ne prendra que du bouillon ou des soupes légères; deux ou trois jours de ces soins suffisent pour convertir un rhume complet en un rhume léger, qui permet à l'homme de reprendre ses occupations, mais, toutefois, avec certaines précautions et certains ménagements. Si, au bout de ce temps, la fièvre continue, n'hésitez pas alors à consulter le médecin. Il ordonnera un traitement plus actif qui abrégera la durée de la maladie et l'empêchera, comme vous auriez pu le craindre, de tourner en catarrhe ou maladie de poitrine.

Après avoir prescrit ce qu'il faut observer dans ces différents cas, il est utile de savoir ce qu'il convient d'éviter. Défiez-vous de toutes ces pâtes, de toutes ces pastilles et de ces sirops dits pectoraux; ils sont impuissants à guérir ou à soulager. Si, pour humecter votre gorge, lorsque vous êtes enrhumés, vous ne voulez pas boire à chaque instant, mettez dans votre bouche un morceau de gomme ou de sucre d'orge, mais ne prenez pas de ces préparations aussi coûteuses qu'inutiles.

Pour compléter ce qui concerne les organes de la respiration, je vais vous dire quelques mots de l'asphyxie. On donne ce nom à la mort causée, ou par la respiration d'un air chargé de gaz délétère, ou par la suppression de la respiration. Il arrive souvent que l'asphyxie n'est pas complète et qu'il y a des chances de salut, c'est-à-dire de pouvoir rappeler à la vie celui qui en est frappé. Je vais vous apprendre quels sont les premiers soins à prodiguer dans ce cas, parce que le succès dépend de leur bonne direction, et que, n'ayant pas toujours un médecin près de soi, tout le monde s'agite et chacun s'érige en conseiller; rien n'est bien fait et l'on perd un temps précieux en efforts stériles, quelquefois même nuisibles.

Selon mon habitude, je vais faire précéder mes avis de quelques explications sur le mécanisme de l'asphyxie.

L'asphyxie a lieu, ou par la privation de l'air, comme chez les pendus, les noyés et ceux dont les voies aériennes sont bouchées par un corps étranger, ou quand l'air n'arrive aux voies respiratoires qu'altéré par des gaz délétères et particulièrement par le gaz acide carbonique.

Dans tous les cas, si elle est complète, il n'y a plus signe de vie, plus de respiration, plus de battement de cœur; les membres sont dans le relâchement, les yeux sont éteints; il semble, enfin, que le corps soit entièrement privé de la vie; et cette impression est tellement profonde, qu'elle décourage les assistants; c'est une faute, car sachez bien que ces apparences peuvent être trompeuses et que souvent la vie n'est que suspendue. En effet, faites arriver un peu d'air vital dans les poumons, et vous verrez la poitrine se dilater, les yeux s'animer; vous sentirez le cœur battre; enfin, vous assistez à une résurrection.

La première chose à faire pour un pendu, c'est de couper la corde. Ne croyez pas qu'il faille attendre des témoins ou un agent de l'autorité; ensuite desserrez les vêtements, couchez-le la tête élevée; que toutes les mains soient occupées à frotter vigoureusement toutes les parties de son corps avec des brosses, de la laine sèche ou imbibée d'eau-de-vie, d'eau de cologne, ou autre liquide fort et mordant; que les plus intelligents frottent la poitrine et la compriment sur les côtés qui, étant élastiques, la dilatent, ce qui favorise l'entrée de l'air dans les poumons; arrivant par le nez et la bouche, qui doivent être maintenus ouverts, l'air s'introduira plus facilement. A défaut d'instruments spéciaux, renversez la tête en arrière, bouchez les narines, appliquez votre bouche sur celle de la victime et soufflez à plusieurs reprises.

Pendant ces soins, qui sont continués jusqu'à l'arrivée du médecin, sans interruption et sans repos, on administre des lavements à l'eau salée, on brûle sous le nez des allumettes soufrées ; si on sait appliquer des ventouses, on en couvrira la poitrine ; tout le monde peut faire cette opération, simple et facile, en mettant un papier allumé dans un verre que l'on renverse et que l'on applique sur la surface du corps. En brûlant, ce papier fait le vide et la peau se trouve soulevée dans le verre.

Tous ces soins sont indispensables pour toutes les asphyxies, quelle qu'en soit la cause, avec certaines modifications que je vais vous enseigner.

Pour un noyé, à la sortie de l'eau, il faut examiner sa bouche et ses narines et enlever la boue ou les herbes qui pourraient s'y trouver, le coucher sur le côté, la tête légèrement élevée. Ne le placez jamais les pieds en haut et la tête en bas pour lui faire rendre l'eau qu'il a avalée ; rien n'est plus dangereux, car cette position augmente la congestion du sang à la tête et éteint la vie qui, dans ces circonstances, ne tient plus qu'à un fil, car beaucoup de noyés n'ont pu être sauvés même par des soins intelligents, parce qu'à leur sortie de l'eau on les avait pendus par les pieds.

Ensuite, pendant que l'on dispose un brancard et des couvertures pour envelopper et emporter le malade, on le frictionne sur tout le corps ; arrivé à l'endroit où il doit recevoir tous les autres secours qui lui sont nécessaires, on le couche sur un lit placé au milieu d'une chambre ; là, il faut réchauffer son corps par de nouvelles frictions irritantes, des linges chauds, des cataplasmes ; il faut encore, comme je vous l'ai dit plus haut, chercher à faire pénétrer l'air dans ses poumons par tous les moyens possibles, etc., etc.

Enfin, les asphyxiés par le gaz acide carbonique et les autres gaz qui proviennent du charbon et des matières en fermentation doivent être exposés au grand air ; il faut leur couvrir la tête d'eau vinaigrée, leur faire prendre aussi des lavements avec de l'eau et du vinaigre, afin de neutraliser, de décomposer les gaz. Tous les soins indiqués plus haut sont encore nécessaires et réclament une intervention intelligente.

ONZIÈME ENTRETIEN.

Dans nos précédents entretiens, j'ai traité des aliments qui, introduits du dehors dans notre corps, y subissent des transformations et s'assimilent à notre organisme. Vous savez comment s'opère la nutrition; les causes qui en troublant la digestion ou la respiration, nuisent à la bonne préparation de la matière nutritive et affaiblissent le corps : tout cela n'est pas encore suffisant. Comme la vie et la santé ne peuvent être entretenues que par le renouvellement incessant des parties qui composent notre corps, il faut que celui-ci perde pour pouvoir recevoir chaque jour.

Il reçoit par la nourriture et par l'air. Voyons maintenant comment il perd, par quelles voies, et quels sont les soins hygiéniques qu'exigent ces fonctions pour être bien exécutées.

Ce qui sort de notre corps n'est pas composé seulement des résidus de nos aliments; il s'y trouve encore des substances qui, après avoir fait partie de l'organisme pendant un certain temps, doivent en être séparées ou expulsées; ce sont des matériaux usés dont le remplacement est indispensable ; la solidité et la durée de notre édifice en dépendent.

Une partie de la matière alimentaire est absorbée par le sang qui va la porter dans toutes les parties du corps. Eh bien ! c'est encore lui qui, dans sa circulation, ramasse toutes les matières usées et tous les débris pour les porter dans les organes que l'on nomme organes sécréteurs, véritables canaux de dégorgement qui ont pour mission de l'en débarrasser et de les chasser dehors ; ces matières prennent alors le nom de sécrétions ou d'excrétions.

Les sécrétions fournies par la membrane qui tapisse les voies pulmonaires sortent sous forme de vapeur ; celles qui constituent la sueur, les urines, la bile et les matières fournies par la membrane qui couvre l'intérieur des intestins sont liquides et contiennent une grande quantité de détritus du corps ; la sécrétion intestinale est accompagnée des matières alimentaires non digérées.

Je n'ai rien à dire sur les soins à donner à la transpiration qui se fait par les voies pulmonaires ; cette excrétion est tellement liée aux fonctions des poumons qu'elle est entièrement sous leur dépendance. Tout ce qui les trouble a de l'influence sur elle. L'hygiène de cette sécrétion est donc la même que celle des organes de la respiration.

Il en est de même de l'hygiène des sécrétions biliaires et muqueuses intestinales ; comme ces matières, qui doivent aussi être expulsées du corps, servent à faciliter la digestion, leur hygiène est la même que celle des organes digestifs.

L'urine, formée par deux glandes situées dans le bas-ventre, sur les côtés de la colonne vertébrale, et que vous connaissez sous le nom de *rognons*, entraîne une masse de liquides qui contiennent en dissolution une grande quantité de sels. A mesure de sa formation dans les glandes, elle passe dans une poche (la vessie) où elle s'amasse. Le réservoir vient-il à se remplir, une sensation particulière nous en avertit; l'urine s'écoule sans effort et naturellement. Je dois vous prévenir qu'il est dangereux de résister longtemps au besoin d'uriner; la vessie trop remplie peut perdre son ressort, c'est-à-dire la faculté de se resserrer, et amener comme conséquence un commencement de rétention d'urine, maladie qui nécessite une opération plus désagréable que dangereuse, mais dont il est prudent de prévenir les effets et les suites.

La sécrétion urinaire s'opère, comme vous le voyez, très-profondément dans notre corps. Les agents extérieurs ont peu d'action sur elle, et elle ne donne pas lieu à des règles hygiéniques particulières ou spéciales.

Maintenant, il faut consacrer toute notre attention pour la sécrétion qui s'opère par la peau, à cause de son influence sur la santé. La nature de la peau et son siége la rendent très-sensible à l'action des choses extérieures, et, comme elle a à remplir diverses fonctions dont je parlerai, je crois qu'il importe, avant tout, de faire connaître sa composition autant que cela sera nécessaire pour faciliter l'intelligence des soins hygiéniques qu'elle exige.

La peau enveloppe tout le corps ; vis-à-vis des ouvertures, elle ne cesse pas, elle n'est pas trouée comme on pourrait le croire; elle se continue dans les cavités avec celle qui tapisse les conduits des organes ; seulement elle change de nature : à l'extérieur, elle a un enduit que l'on appelle *épiderme;* c'est la première couche. Cet épiderme est composé de petites lamelles placées les unes sur les autres comme des écailles de poisson ; son épaisseur varie suivant les individus, et c'est à travers cette première enveloppe insensible et sans vie, qui n'est autre chose que le résultat d'une sécrétion, que nous ressentons le contact des corps extérieurs. Immédiatement au-dessous de l'épiderme se trouve la peau proprement dite, que l'on désigne sous le nom de derme : c'est un tissu serré, ferme, plus ou moins épais. Chez certains animaux il fournit le cuir; moulé sur notre corps, il soutient les chairs et les tissus graisseux qu'il recouvre; son épaisseur renferme de petites glandes qui donnent une sécrétion continuelle, abondante quand on a chaud et qu'on appelle *sueur*, et des vaisseaux sanguins. Une grande quantité de nerfs viennent y aboutir et s'épanouissent à sa surface en formant des élévations que l'on appelle papilles; enfin, entre le derme et l'épiderme, il se trouve une matière colorante, noire chez les nègres, et plus ou moins blanche chez nous; elle donne à la peau sa couleur.

Les cheveux, à la tête, et les poils sur les autres parties du corps, traversent l'épiderme et ont leurs racines dans l'épaisseur du derme; les ongles qui garnissent une partie de l'extrémité des doigts et des orteils ont la même origine. A l'occasion des soins qu'exige la peau pour bien remplir ses fonctions, j'expliquerai quels sont ceux qu'exigent les parties qui en dépendent.

Il se fait continuellement à la surface de la peau une sécrétion de liquide habituellement insensible, mais que l'accélération de la circulation due à un exercice violent ou à la fièvre rend sensible et même quelquefois abondante; elle a lieu alors sous forme de gouttelettes d'eau qui s'échappent à travers l'épiderme, c'est la sueur : en outre, il sort encore de la peau une matière grasse, épaisse, plus abondante sous les aisselles, à la tête et à la plante des pieds.

Cette sécrétion doit être continuelle; diminuée ou supprimée par une cause quelconque, elle peut être reproduite en partie par les urines qui deviennent alors plus abondantes; si le sang, chargé des matières dont il devrait être débarrassé par la transpiration, se porte sur les membranes qui tapissent les voies pulmonaires ou digestives, les sécrétions de ces parties sont augmentées, et souvent même leurs fonctions sont troublées; il y a donc oppression ou colique et diarrhée : quand la suppression de la transpiration n'est remplacée par aucune de celles dont je viens de parler, le sang va déposer toutes les impuretés qu'il contient sur d'autres parties du corps, ce qui peut le rendre malade.

Ces explications doivent faire comprendre la nécessité de veiller à ce que rien ne s'oppose à l'exécution des fonctions si importantes de la peau, et, pour cela, il ne faut que deux choses; qu'elle soit tenue proprement et convenablement couverte.

Lorsqu'elle est sale, les ouvertures que présente l'épiderme sont bouchées, les lamelles qui le composent sont collées les unes aux autres, et la transpiration ne peut plus s'échapper des pores, ni passer, conséquemment; ces effets sont produits par la sécrétion grasse qui se sèche et tombe sous la forme de pellicule blanche que vous appelez crasse; la poussière que contient l'air s'attache aussi à la peau lorsqu'elle est humide, et forme également une couche difficilement perméable à la sueur : la peau doit donc être tenue dans un état de propreté constante, nette et affranchie de tous ces obstacles en la lavant fréquemment; les personnes qui ont des habitudes de propreté, s'en trouveront bien; la malpropreté étant toutefois un objet de dégoût, une chose malsaine, je n'ai à recommander la propreté, je le répète, qu'à ceux qui la considèrent comme une chose de luxe, en leur démontrant qu'elle est de première nécessité pour l'entretien de la santé.

Les parties du corps ordinairement découvertes étant plus exposées et plus sensibles, principalement les mains qui sont sans
cesse en contact avec des corps plus ou moins malpropres, doivent être lavées souvent, avant et après chaque repas ; la face
doit l'être aussi tous les matins et encore le soir en se couchant.
Pour les ouvriers qui n'ont pas beaucoup de temps à sacrifier
aux soins de la toilette et auxquels il ne faut demander que
l'indispensable, je leur conseillerai cependant encore de se
laver les pieds et les aisselles à l'eau tiède une fois par semaine, et je voudrais les voir se laver tout le corps au moins
une fois par mois, surtout dans les temps chauds. Si l'on
savait combien l'usage des bains est nécessaire pour la santé,
on en prendrait plus souvent ; en été, il n'est personne qui ne
puisse le faire, car toutes les eaux pluviales ou courantes sont
bonnes ; malheureusement il n'en est pas ainsi en hiver, et,
bien que le gouvernement, reconnaissant leur utilité, vienne
en aide aux communes qui veulent fonder des établissements
publics, il est à craindre que de longtemps nos campagnes ne soient pourvues de bains publics ; nous ne pouvons,
par nos conseils, qu'en indiquer la nécessité pour la conservation de la santé, et essayer de les faire passer dans nos
mœurs et nos habitudes comme ils le sont chez certaines nations.

Que les bains soient pris dans une baignoire ou bien en
pleine eau, ils n'exigent pas moins quelques précautions : il
faut être à jeun ou n'avoir pas mangé depuis trois ou quatre
heures, afin que la digestion soit assez avancée pour n'être
pas compromise. En général, il ne faut pas rester plus d'une
heure dans un bain tiède au degré convenable, pris dans une
baignoire. Pris dans un bain en pleine eau, dont la température est toujours plus basse et où l'on se donne de l'exercice

en nageant, il faut moins de temps. A cette occasion, je dois dire aussi que la natation est excellente pour la santé; elle exige des efforts qui mettent tous les muscles en mouvement et en contraction, favorise leur développement et fortifie le corps; en outre, celui qui sait nager peut sauver la vie à des personnes en danger de se noyer, et se sauver lui-même en pareille occurrence.

Il faut éviter de se baigner dans des eaux bourbeuses, dans celles qui sont stagnantes, et, après un orage, dans les eaux courantes; ces eaux sont malsaines et pourraient occasionner des fièvres d'un mauvais caractère. En sortant de l'eau il faut s'essuyer, se sécher le corps et s'habiller promptement et à l'ombre, pour prévenir les coups de soleil, puis se livrer à un exercice actif pour amener une réaction toujours nécessaire après un bain froid. Avant l'immersion le corps doit être sec.

Les bains simples et composés ont une puissante action sur nos organes; ils sont souvent conseillés, comme remèdes par les médecins; la première condition est une soumission complète à toutes les prescriptions ordonnées.

J'ai engagé à se laver souvent la tête pour la débarrasser des pellicules blanches qui s'y forment continuellement; en outre, les cheveux doivent être démêlés et peignés tous les jours pour enlever la poussière qui s'y attache; il n'est pas nécessaire de les enduire de pommade, la propreté suffit à leur conservation. Vous connaissez les inconvénients qui résultent de la malpropreté de la tête; c'est l'origine de ces maux si dégoûtants qui rongent la peau et les cheveux de ces pauvres petits êtres malheureux négligés par leurs parents. Épuisés par des démangeaisons continuelles et par la suppuration, ils restent faibles et débiles pendant toute leur existence.

La barbe n'exige pas beaucoup de soins particuliers : cette garniture de la partie inférieure de la face était autrefois régulièrement coupée ; aujourd'hui la mode engage à la laisser croître plus ou moins complétement. Comme mesure hygiénique, je vous dirai seulement que les hommes délicats qui s'enrhument facilement ne doivent pas impunément la laisser croître et la couper alternativement ; ils s'exposent à des transitions brusques qui peuvent déterminer des fluxions dentaires et des inflammations de la gorge.

Enfin, les ongles des mains, s'ils n'étaient pas coupés, acquerraient un développement gênant ; il en est de même de ceux des orteils. Pour ces derniers, cette opération doit être faite avec quelques soins : si on les coupe en rond et profondément dans les coins, en repoussant ils pénètrent dans les chairs, les déchirent, les ulcèrent et déterminent de vives douleurs que l'on peut éviter en coupant ses ongles carrément, et sans porter les ciseaux dans leurs angles.

DOUZIÈME ENTRETIEN.

Pour soustraire notre corps à l'influence des variations atmosphériques, conserver sa chaleur, le préserver du choc des
corps extérieurs et le maintenir propre, il faut qu'il soit recouvert de vêtements, à l'exception cependant de la figure et
des mains. C'est particulièrement à cause de la propreté que
je vous parle des vêtements et à l'occasion de l'hygiène de la
peau : n'est-ce pas elle qui transmet au corps les impressions
des variations atmosphériques ? n'est-ce pas elle aussi qui le
débarrasse de l'excédant de chaleur qui le gênerait ? Il est donc
à propos de placer ici ce que j'ai à vous dire de l'influence
des vêtements sur la santé, et, pour mieux comprendre l'utilité
des conseils que je donnerai, je parlerai d'abord en quelques
mots de la manière dont la chaleur se développe en nous et se
dégage quand elle est trop forte ; puis je ferai connaître les
effets que produisent sur notre corps le chaud et le froid, la
sécheresse et l'humidité.

Tous les corps vivants ont une chaleur qui leur est propre ; elle est entretenue par l'exercice de leurs fonctions : les

végétaux possèdent celle qui résulte de leur nutrition et de
leur respiration; les animaux en ont davantage; parce que
leurs fonctions sont plus actives et en proportion des mouvements qu'ils exécutent.

La vie ne peut être entretenue qu'à la condition que le
corps conservera la chaleur qui lui est propre, tantôt en la
développant suffisamment en lui-même pour lutter contre
l'abaissement de la température extérieure, tantôt en se pré-
servant de l'excès contraire.

Pour conserver cette chaleur naturelle, et aussi pour être
protégé contre les variations atmosphériques, l'homme a besoin de se couvrir de vêtements, et c'est une nécessité indépendante de toute idée de luxe et de mode. Les plantes des
pays chauds ne pourraient vivre sous notre ciel sans être
garanties contre les rigueurs de nos hivers. Les animaux ont
un vêtement naturel toujours approprié à la température du
climat; eh bien! l'homme, devant habiter toute la terre, sous
les températures les plus variées, et venant tout nu au monde,
est obligé de se couvrir en raison du climat et selon les saisons. Si le Créateur l'a organisé assez faiblement pour qu'il
lui soit indispensable de mettre son corps à l'abri des intempéries, il lui a donné en retour l'intelligence nécessaire pour
subvenir à ce besoin.

Chez l'homme, la source principale de la chaleur est dans
le poumon; il est certain maintenant, et des expériences l'ont
démontré, qu'au moment même où le sang reçoit l'impression
de l'air par sa combinaison avec l'oxygène, sa chaleur augmente d'un degré, et, par sa circulation, il va porter cette
augmentation de température dans tous nos organes. En
outre, l'acte de nutrition et les contractions musculaires à
l'aide desquelles nous exécutons nos mouvements, augmentent

à chaque instant cette température. Enfin, notre corps est un vaste foyer qui fournit sans cesse de la chaleur et qui en perd ; mais, comme la santé et la vie ne peuvent être entretenues qu'avec un degré de température déterminé, il faut donc que l'excès, soit interne, soit externe, puisse s'échapper : deux issues ont cette destination, les voies pulmonaires et la peau. Par la membrane qui tapisse l'intérieur de nos poumons, une évaporation a lieu avec l'air expiré; eh bien! cette évaporation abaisse la température du corps, et la même chose arrive constamment sur toute la surface de la peau, par la transpiration : ces deux moyens de refroidissement agissent avec une grande activité lorsque le corps est échauffé par un exercice violent, ou bien par la fièvre, et il y aurait danger si, dans cet état, l'évaporation pulmonaire et la trans--piration se trouvaient arrêtées.

J'ai déjà parlé de l'air à l'occasion de l'hygiène de la respiration ; je dois expliquer maintenant quelle est son action sur la peau, et indiquer les avantages et les inconvénients qu'elle en éprouve.

L'air agit sur tout le corps par l'intermédiaire de la peau ; c'est elle qui, la première, reçoit son impression et la transmet aux autres organes; s'il agit principalement sur les poumons, d'après sa composition chimique, c'est plutôt par ses propriétés physiques, c'est-à-dire par son degré de température et son humidité, qu'il exerce son influence sur notre extérieur; chaud, il agit d'une manière différente, selon son degré de chaleur et son degré d'humidité; sec et d'une chaleur agréable, il est sain et excite modérément les fonctions vitales sans épuiser ; très-chaud (je ne vous dirai pas quel degré constitue une grande chaleur, cela varie pour chaque individu), il fait éprouver une sensation pénible due à la lenteur et à l'affaiblissement des fonctions vitales; l'estomac a moins d'énergie, la respiration est moins libre, l'esprit est lourd, le moindre exercice fatigue et détermine des sueurs abondantes et épuisantes; s'il est chaud et humide, tous ces effets débilitants sont plus prononcés; non-seulement il est malsain; mais encore, comme, sous un volume donné, il contient moins d'oxygène, moins d'air vital, sa respiration est plus difficile, et il réunit les conditions les plus contraires à la santé s'il contient des miasmes et des gaz fournis par la décomposition des matières organiques. L'insalubrité des contrées marécageuses dans les pays chauds tient à ces causes.

L'influence de la lumière sur l'économie animale et particulièrement sur la peau, est constatée quotidiennement par des observations que tout le monde peut faire. Exposée au double contact de l'air et de la lumière solaire, la peau, sous l'influence des rayons caloriques, subit pour ainsi dire une opération chimique dont le but est d'imprimer à toute l'économie animale une excitation très-favorable à la santé, puisque ceux qui en sont privés sont généralement maladifs et souffrants. Ne voyez-vous pas combien sont faibles, pâles et étiolés les ouvriers qui travaillent loin de la lumière du soleil ou ne la reçoivent qu'incomplétement?

Il existe encore, et principalement dans l'air chaud, un principe qui a beaucoup d'influence sur notre organisation, *c'est l'électricité*; ce principe dont le nom vous est connu et que la science est parvenue à utiliser pour rendre nos communications, d'un bout du monde à l'autre, si promptes et si faciles, est le même que celui qui produit le tonnerre et les éclairs. Les effets de la foudre sur nous sont trop connus pour qu'il soit nécessaire d'en parler; cependant, je veux vous répéter encore ce qui est écrit partout, ce que l'on connaît bien, mais ce dont on ne tient pas assez compte dans les campagnes : lorsque le tonnerre gronde, il ne faut pas sonner les cloches; les vibrations qu'elles font éprouver à l'air attirent la foudre; les pointes aiguës, les peupliers et en général tous les arbres élevés l'attirent également; leur abri est donc un danger pendant l'orage; une course rapide à pied, à cheval ou en voiture, produit un courant d'air que le fluide électrique peut également suivre; recevons alors la pluie, mais ne courons pas.

Le froid modéré ne nuit pas à la santé; il engage à prendre de l'exercice; sous son influence, les fonctions de nos organes s'exécutent mieux; s'il est accompagné d'humidité, il n'en est plus de même; il impressionne alors d'une manière désagréable la peau qui se fronce et se crispe, et à ce malaise se joignent des frissons et une sensation pénible; si le corps est soumis longtemps ou habituellement à cette température, elle peut causer des maladies, et on ne lutte avec avantage contre elle que par des vêtements chauds et un régime convenablement fortifiant et excitant.

Le froid très-prononcé est sec parce que l'air contient d'autant moins d'eau qu'il est plus froid; si la chaleur excessive affaiblit en relâchant, le froid intense affaiblit en contractant et resserrant nos tissus et en gênant ainsi les fonctions de nos organes; son action prolongée sur les personnes qui ne sont pas très-fortes paraît resserrer la peau; les sécrétions sont arrêtées, le corps se ramasse, les mouvements sont moins libres, la respiration est pénible, les membres s'engourdissent, les extrémités perdent le mouvement et se gèlent; il en est de même des parties détachées du corps, le nez et les oreilles; l'engourdissement pénètre dans l'intérieur; la tête devient pesante; on éprouve un besoin irrésistible de dormir, et, si on s'y laisse aller, ce sommeil conduit à une mort certaine.

7

Cette description des effets du froid n'est que le tableau des accidents arrivés aux voyageurs égarés dans les neiges, et à nos soldats lors de la désastreuse retraite de Moscou.

Maintenant, après avoir établi les rapports existant entre la peau et le milieu dans lequel nous vivons, ainsi que les effets produits sur elle et sur notre corps par les différentes modifications de l'atmosphère, les conseils que j'aurai à donner sur la manière dont les vêtements doivent être disposés, pour être commodes et salubres, seront mieux compris, je l'espère, et plus facilement accueillis.

Le bon sens, en général, fait choisir l'habillement qui convient le mieux à chaque climat, à chaque âge, à chaque sexe et à chaque profession ; la mode seule n'est pas toujours d'accord avec les préceptes de l'hygiène.

Le premier vêtement, la chemise, qui est en contact immédiat avec presque toute la surface du corps, est toujours en toile ou en coton. Les marins, qui sont exposés à être souvent mouillés, ont des chemises en laine ; la toile a l'avantage d'être de plus longue durée et de pouvoir se fabriquer dans les ménages facilement et promptement ; cependant, son tissu plus sec est moins chaud ; mouillé, il se refroidit sur le corps et cause une impression désagréable qui peut avoir des inconvénients chez les personnes délicates. Le coton a un tissu plus mou, se laisse moins facilement traverser par la chaleur du corps ; il est donc plus chaud ; mouillé, l'eau qui l'imbibe s'évapore plus lentement et cause moins de refroidissement ; enfin, il n'est pas cher. D'après ces différentes propriétés, on voit que le coton doit être employé de préférence pour la confection des chemises d'hiver portées par les personnes exposées à une transpiration abondante. Ce vêtement, à cause de son contact intime avec la peau, se salit vite ; il s'imprègne de ses sécrétions, s'en imbibe, devient moins perméable, moins absorbant et acquiert une odeur désagréable ; il y a donc nécessité absolue d'en changer souvent ; une fois par semaine, suivant les habitudes générales, ne suffit pas pour l'ouvrier dont le travail excite la transpiration. Il serait bon qu'il eût l'habitude d'avoir une chemise de nuit ; cela n'occasionne pas une grande dépense, ni pour le blanchissage ni pour l'usure. L'usage des gilets de flanelle sur la peau devient de plus en plus fréquent. Ce tissu, plus chaud que les précédents, parce qu'il se laisse lentement et difficilement traverser par la chaleur, a la propriété d'exercer une friction continuelle sur la peau et d'augmenter la sécrétion. Si c'est un inconvénient pour les personnes faibles que le moindre exercice fait transpirer, c'est un avantage d'un autre côté, en ce qu'il protége plus complétement les parties qui en sont couvertes contre les impressions atmosphériques ; cependant, on ne doit se servir de ce vêtement que d'après l'ordonnance d'un médecin, et il ne faut pas cesser d'en faire usage sans avoir préalablement pris son avis.

La partie supérieure du corps est ordinairement couverte pardessus la chemise d'un gilet qui doit être d'un tissu plus ou moins chaud, selon la saison. Il est regrettable que la mode oblige à ce qu'il soit ouvert par-devant et non boutonné à sa partie supérieure, car la partie de la poitrine qui se trouve vis-à-vis de l'ouverture n'est pas suffisamment garantie du froid.

Un autre vêtement, habit, redingote, ou autres analogues, qui ont reçu différents noms dans ces derniers temps, recouvre le gilet, descend plus ou moins bas sur les parties inférieures du corps et enveloppe en même temps les bras ; il doit être d'un tissu différent, selon les saisons, léger, en toile ou en coton pendant l'été, épais et en laine pour l'hiver.

Comme les couleurs noires et foncées donnent aux tissus la faculté d'absorber la chaleur extérieure, il serait à propos de porter des vêtements d'une couleur claire en été et d'une couleur foncée en hiver.

Enfin, les parties inférieures du tronc et les jambes sont enveloppées par le pantalon : son tissu et sa couleur doivent également être réglés par la température. Tous ces vêtements ont besoin d'être renouvelés et nettoyés aussi souvent qu'il est nécessaire, et ils doivent soutenir les parties du corps qu'ils recouvrent sans en gêner les mouvements et les fonctions. Ainsi, le col de la chemise ne doit pas être serré, les bras ne doivent pas l'être non plus par les manches, surtout aux épaules; la poitrine doit pouvoir se dilater facilement; le ventre, dont le volume varie à cause des fonctions des organes qu'il contient, doit être à l'aise; une ceinture serrée gêne la digestion, comme des bretelles trop tendues fatiguent la poitrine. Ces deux dernières parties où s'opèrent des actes si importants pour la vie, la digestion et la respiration, sont souvent torturées par une mode qui veut que la poitrine soit étroite à sa base. Pour la suivre, on comprime les côtes inférieures, et, en rapetissant la poitrine, on déplace et on meurtrit les organes qu'elle contient.

Il est facile de comprendre les conséquences fâcheuses d'une pareille manière de s'habiller; mais on n'en tient pas compte, et les femmes continuent à se soumettre à la torture du *corset*. Puissent nos filles de la campagne en être préservées. Je sais qu'elles en sont moins souvent victimes que celles d'une autre classe de la société; néanmoins, mes rapports médicaux m'ont appris que quelques-unes en font aussi usage et qu'il y a plus de danger pour elles que pour toutes les autres; c'est un supplice de travailler le corps ainsi serré, emprisonné.

Les ouvriers ont un vêtement particulier, la _blouse_, qui remplace gilet et habit dans les chaleurs, et se met par-dessus dans les temps froids. Ce vêtement a beaucoup d'avantages : il garantit bien du froid, du vent et de l'humidité ; il est léger et ne gêne aucune partie du corps, il se met et se retire avec facilité, est peu coûteux et peut être lavé sans grande dépense ; c'est donc avec raison qu'il a été adopté par les ouvriers, et que même il est porté par des personnes qui ne sont pas occupées aux travaux des champs ou à d'autres travaux où le corps est en gêne.

La tête a pour vêtement naturel les cheveux qui la recouvrent. Ils sont mauvais conducteurs de la chaleur ; par conséquent, tout en conservant celle qui est propre à l'individu, ils s'opposent à l'action de la température extérieure sur le cerveau. L'usage de porter les cheveux plus ou moins courts et aussi la nécessité de les garantir de la poussière et de l'humidité, obligent à se couvrir la tête d'une coiffure, et comme c'est la mode qui en règle la forme et le tissu, je ne prescrirai rien à ce sujet ; mes conseils ne seraient pas suivis ; couvrons-nous légèrement, c'est là l'important.

Le cou chez les hommes est ordinairement entouré d'une cravate ; c'est un vêtement de luxe au moins pendant les chaleurs. Les femmes n'en portent pas, et les ouvriers, pendant leurs travaux, s'en dispensent et ils font bien ; ce lien comprime les vaisseaux sanguins du cerveau et provoque les maux de tête. Quand, pour se conformer à l'usage, on en met une, il faut que son tissu soit léger et doux et qu'elle ne soit pas serrée.

Les pieds, étant en contact habituel avec le sol, ont besoin d'être garantis par des chaussures, qui ont encore la mission de conserver la chaleur de cette partie du corps, si disposée à se refroidir, à cause de son éloignement du centre de la circulation, et de favoriser la transpiration qui s'y attache.

Les bas, qui garnissent à la fois les jambes et les pieds, ont particulièrement cette dernière destination ; ils sont en fil, en coton ou en laine, suivant la saison ; par-dessus on met des bottes, des souliers ou des sabots. Chacune de ces chaussures a une utilité qui lui est propre : les bottes préservent tout le bas de la jambe contre l'humidité ; les souliers ne garantissent que les pieds, mais ils sont plus légers et gênent moins l'évaporation de la transpiration que les bottes ; si on y joint les guêtres, l'articulation se trouvant soutenue, la marche devient facile, plus assurée et moins fatigante. Les sabots avec des chaussons conviennent aux personnes qui ont habituellement les pieds dans l'humidité et qui n'ont pas de longues courses à faire. Enfin, quelles qu'elles soient, les chaussures ne doivent pas comprimer le pied ; sans cela elles occasionnent les cors, durillons, œils-de-perdrix et diverses autres infirmités qui rendent la marche pénible.

TREIZIEME ENTRETIEN.

Des habitations. — Dangers des habitations insalubres. — Causes d'insalubrité. — Premiers soins à donner à une contusion à une piqûre, à
une coupure. — Moyens d'arrêter une hémorrhagie. — Morsure des animaux enragés, des vipères.

Malgré nos vêtements, nous ne serions pas suffisamment
protégés contre les variations atmosphériques, si nous n'avions
pas des habitations pour nous soùstraire à leurs influences si
actives; et ces habitations sont dans presque toutes les contrées
du globe indispensables pour nous reposer la nuit. Quelle est
l'industrie, quelle est la profession dont l'exercice n'exige pas
un abri quelconque? Il est donc très-important d'apporter un
grand soin dans la construction ou dans le choix de l'empla-
cement. Malheureusement, le plus souvent, on est dirigé par
les exigences de sa profession, le voisinage de ses relations et
le prix qu'on peut y mettre, considérations importantes dont
il faut tenir compte assurément, mais auxquelles il ne faut pas
en sacrifier une plus puissante, la *salubrité*. Une habitation
malsaine rend l'homme souffrant; alors, perte de temps, dépenses et amoindrissement d'un capital qui ne peut se réparer,
la force et la vie. Ce n'est pas à moi à énumérer toutes les

conditions d'utilité, d'agrément et de salubrité nécessaires à une habitation ; il est généralement impossible de les réunir toutes : observons seulement que pour qu'elle soit saine, il faut qu'elle soit suffisamment aérée et exempte d'humidité. Dans les villes, dans ces rues étroites, où le soleil ne pénètre jamais, où l'air peut à peine circuler, il arrive trop souvent qu'aucune de ces conditions ne se rencontre. Eh bien ! l'incurie ou l'ignorance dès ouvriers qui les habitent ordinairement les empêchent de les abandonner ; les réclamations que font les médecins depuis de longues années n'ont point été entendues, et il a fallu qu'une grande leçon, *celle du choléra*, qui a fait tant de victimes dans cette classe de la société, déterminât l'autorité à prendre des mesures administratives tendant à détruire ou à éloigner ces foyers d'infection si favorables au développement de cette terrible maladie. Malgré cela, tant que la population ne sera pas éclairée sur les dangers d'une habitation insalubre, les choses resteront encore dans l'état où elles se trouvent. C'est pourquoi, nous médecins, nous faisons tous nos efforts pour convaincre qu'une habitation malsaine abrége notablement la vie, en exposant à de graves maladies.

Dans les campagnes, les habitations des ouvriers ne pèchent pas ordinairement sous ces rapports, mais souvent elles sont humides ou entourées de matières qui dégagent des gaz délétères ; il faut donc, à tout prix, les abandonner ou au moins les assainir.

Une habitation doit être assez grande pour que tous ceux qui y demeurent puissent y respirer à l'aise. Cette disposition est indispensable dans les ateliers et dans les chambres à coucher ; en outre, elle doit avoir au moins deux ouvertures opposées, afin de faciliter le renouvellement de l'air ; et, pour la garantir de l'humidité, il est nécessaire qu'elle soit élevée au-dessus du sol environnant et des eaux qui peuvent venir baigner ses murs.

Je dois prévenir ici que l'on est souvent victime de la précipitation avec laquelle on occupe une maison nouvellement construite; les plâtres sont à peine secs que déjà on s'y établit. N'est-il pas évident cependant que l'énorme quantité d'eau qu'absorbe le plâtre pour être mis en œuvre, doit sortir des murs par une espèce de transpiration lente et insensible qui se mêle constamment à l'air et le rend froid et humide, et c'est cet air que j'ai déjà signalé comme malsain, qui pénètre votre peau à travers vos vêtements et vous attire des douleurs, des catarrhes et d'autres maladies dont on a d'autant plus de peine à être débarrassé que la cause est sans cesse agissante, et cela pendant plusieurs mois, voire même une année.

Les ouvertures d'une maison doivent être de préférence au levant et au midi; mais dans les villes principalement, on n'est pas toujours le maître de choisir la position; on fait comme on peut, et, à la rigueur, il suffit d'avoir assez d'espace et de pouvoir renouveler l'air assez souvent.

Ayant terminé ici ce que je crois utile de dire sur l'hygiène de la peau, maintenant je vais faire connaître les premiers soins que les blessures de cette enveloppe du corps nécessitent, et parler un peu des lésions ou des affections les plus communes dont elle est l'objet. Cela me semble d'autant plus utile que, paraissant peu graves au début, elles n'inquiètent pas; on les soigne soi-même, ou bien on suit les pratiques de gens aussi ignorants que ceux qui les consultent, mais plus entreprenants. Or. qu'arrive-t-il? C'est qu'elles durent au delà du terme qu'elles devraient avoir et deviennent quelquefois dangereuses à cause même d'un premier traitement mal administré.

Toutes les blessures extérieures du corps atteignent nécessairement la peau, la contusionnent, la déchirent, la percent
ou la coupent.

Lorsque le corps frappe violemment un corps dur ou en est
frappé, la peau élastique cède, mais les parties placées au-
dessous se déchirent; il en résulte de la douleur, et un épanchement de sang plus ou moins volumineux, selon la force du
coup et la nature de la partie qui l'a reçu; avec ce déchire-
ment et la tumeur plus ou moins prononcée qui la suit, on a
alors une contusion; si elle est légère, cette blessure guérit
seule; plus forte, le sang amassé peut se décomposer et déterminer une inflammation et un abcès.

Il faut arrêter cette espèce d'hémorrhagie, qui se fait entre
cuir et chair, et prévenir l'inflammation en appliquant des
linges froids sur la partie affectée, en les renouvelant souvent
et en comprimant la blessure, sans cependant augmenter la
douleur. Ce traitement, continué pendant plusieurs jours, si
la contusion est assez forte, est préférable à toutes les eaux
vulnéraires si répandues dans les campagnes et souvent si peu
efficaces.

Si cette contusion est accompagnée d'une déchirure de la
peau, la maladie est ordinairement plus grave. Alors, après
avoir lavé la plaie de manière à la débarrasser du sang, il faut
la couvrir de charpie douce, imbibée d'eau froide pure, appliquer par-dessus une compresse également imbibée d'eau et
maintenir le tout au moyen d'une bande un peu serrée. Ce
pansement, répété pendant quelques jours, suffit pour guérir
une plaie contuse légère; si elle est plus considérable, s'il survient de l'inflammation, un médecin doit être appelé.

Un instrument aigu et piquant cause une plaie peu étendue;
mais s'il pénètre profondément, il peut atteindre des parties

très-sensibles. Il est nécessaire alors de recourir à un médecin pour être éclairé sur la gravité de la blessure ; en l'attendant, il faut tenir la partie offensée dans le repos le plus complet, tant qu'il existe la plus légère douleur, et la couvrir continuellement de linges imbibés d'eau froide, afin d'écarter l'inflammation si ordinaire après ces espèces de blessures

Les plaies causées par des instruments tranchants varient beaucoup par leur étendue, leur profondeur et la nature de la partie atteinte ; avant l'arrivée du médecin, qui doit toujours être appelé lorsque la plaie présente quelque gravité , quand elle est profonde et étendue, il faut placer la partie blessée dans une position qui permette de rapprocher les lèvres de la plaie et les maintenir en contact à l'aide de bandes de taffetas d'Angleterre ou d'une autre toile collante, placée en travers, qu'on couvre par une application de linges doux convenablement assujettis avec une bande ; si la douleur est vive et s'il y a gonflement, l'eau froide est encore d'un puissant secours pour prévenir l'inflammation. Je ne puis ici que prescrire des règles générales pour le pansement de ces blessures, car elles diffèrent selon leur forme, leur direction et leur siége.

L'un des effets de ces accidents qui effrayent le plus, c'est l'écoulement du sang ; il est dû à la division des vaisseaux par l'instrument tranchant qui a causé la blessure ; l'application de l'eau froide et la compression suffisent pour l'arrêter, lorsque de petits vaisseaux ont seuls été lésés ; si une veine est ouverte, une compression un peu forte fait aussi cesser l'écoulement ; lorsqu'une artère est atteinte, on le reconnaît au sang d'un rouge vif qui sort par jets saccadés ; la compression sur la plaie est ordinairement insuffisante ; il faut l'essayer cependant, tamponner avec de la charpie ou de l'amadou et serrer fortement ; si tout cela ne suffit pas, il faut chercher alors à comprimer le tronc artériel d'où provient le sang ; ce moyen est difficile pour les personnes étrangères aux connaissances anatomiques ; néanmoins, il est tellement important, dans ce dernier cas, d'arrêter l'hémorrhagie, que je vais tâcher de le faire connaître.

Lorsque la blessure est à la main ou à l'avant-bras, on comprime l'artère au pli du bras, un peu en dedans, du côté du corps ; si elle est au bras, il faut chercher l'artère qui se trouve sous l'aisselle ; celle-ci est plus difficile à trouver que les autres dont les battements sont facilement sentis par une pression modérée et que l'on peut aplatir sur les os qui fournissent un point d'appui solide ; mais avec un peu d'attention et une pression plus forte, en tâtonnant, on peut reconnaître l'endroit où elle est située. En comprimant l'artère située profondément dans le creux du jarret, on arrête l'hémorrhagie qui a son siége au pied ou à la jambe ; dans le pli de l'aine, sur un os qui s'y trouve, passe une grosse artère qui fournit le sang à toute l'extrémité inférieure, en l'oblitérant par une forte compression, le sang est arrêté sur-le-champ.

Ces compressions peuvent être exercées temporairement par l'extrémité de deux ou trois doigts ; on en augmente la force au besoin, en appuyant l'autre main sur les doigts qui compriment, et il est nécessaire de les continuer jusqu'à l'arrivée du médecin ; sans cela, l'hémorrhagie emporte le blessé.

L'arrachement produit aussi des plaies qui causent des désordres considérables, comme on le voit dans les accidents causés par les machines industrielles. Ordinairement, il n'y a pas alors une forte hémorrhagie : en attendant l'arrivée du médecin, qui doit être appelé au plus tôt, il faut tout simplement les recouvrir de charpie molle dont la fraicheur sera

constamment entretenue par de l'eau froide ; les mêmes soins
se donnent aux plaies faites par des armes à feu.

Le danger qui résulte de la morsure des animaux *enragés*
n'est pas en rapport avec sa forme et son étendue ; il est dû
au virus qui a été inoculé par les dents de l'animal ; il est moins
grand lorsque la dent a traversé des vêtements épais ; dans ce
cas, on peut espérer que les dents ont été essuyées par le tissu
des vêtements et que l'inoculation n'a pas eu lieu ; néanmoins,
après toute morsure suspecte, il faut faire tout ce qu'il est
possible pour enlever le virus, l'empêcher de passer dans le
sang et l'anéantir ; pour y parvenir, je vais indiquer les soins
que tout le monde peut donner, aidé d'un peu de courage, en
attendant un homme de l'art. Lavez la plaie avec l'eau que
vous trouvez sous la main, avec de la salive ou de l'urine
à défaut d'eau ; avec de l'eau tiède aussitôt que vous pourrez
vous en procurer ; en faisant ces lotions, comprimez la plaie
tout autour, de manière à faciliter l'écoulement du sang et la
sortie du virus ; si, comme il arrive souvent, c'est un membre
qui a été mordu, il faut le lier *fortement* au-dessus de la blessure
afin de ralentir, autant que possible, la circulation du sang ; et si
vous voulez compléter ces premiers soins, cautérisez ou brû-
lez la plaie avec le caustique liquide que vous pourrez vous
procurer (l'huile de vitriol est le plus commun), en l'introdui-
sant dans tous les recoins, à l'aide de charpie ; il serait encore
préférable de cautériser avec une tige de fer rougie à blanc,
mais cette opération demande un courage assez rare chez une
personne étrangère à la médecine ; cependant, bien pénétré
qu'elle peut sauver d'une mort si effrayante, tout homme de
cœur doit avoir assez de force et d'énergie pour l'employer. Si,
par une cause quelconque, on voulait laisser faire cette opération par le médecin, on pourrait, en attendant, la remplacer

par une application de ventouses sur la plaie même, quand sa position le permet ; cette dernière opération est aussi un puissant moyen pour faire sortir le germe de la rage.

En terminant mes conseils sur les soins à donner à ces accidents, je recommandérai une chose bien importante : ne faites jamais usage de ces prétendus spécifiques contre la rage, spécifiques vantés par d'honnêtes gens trop crédules ou par des charlatans ; sachez qu'ils n'ont jamais guéri que ceux qui n'avaient d'autres maladies que la peur ; sous ce rapport, l'impression morale produite sur leur esprit a pu leur être utile ; mais ces remèdes sont dangereux, s'ils donnent une fausse sécurité qui empêche d'avoir recours au véritable traitement, jusqu'à présent, le seul préservatif certain, la cautérisation faite de suite et convenablement.

Il existe dans certaines contrées de la France des vipères dont la morsure venimeuse cause un gonflement local subit et, peu après, un empoisonnement général qui peut déterminer la mort ; les soins que j'ai indiqués pour les morsures des animaux enragés, conviennent aussi à celles-ci, avec cette différence que l'on doit employer l'ammoniaque liquide ou alcali volatil, comme caustique, de préférence à tout autre ; dans ce cas, la compression ou ligature du membre piqué est très-utile et doit être pratiquée sans retard pour empêcher que le sang ne soit vicié par le poison que le reptile a introduit dans la blessure, et qui est si subtil qu'il se mêle promptement avec lui.

Les piqûres des abeilles, guêpes et frelons n'ont de gravité que lorsqu'elles sont nombreuses et ont été faites à la face, parce qu'elles occasionnent un gonflement gênant et douloureux ; des lotions avec de l'eau vinaigrée ou étendue d'ammoniaque liquide, faites immédiatement, en arrêtent les effets.

Pendant les grandes chaleurs, on voit souvent une maladie dangereuse provoquée par la piqûre d'une grosse mouche noire, et cette maladie est connue sous le nom de *charbon* ; lorsque nous voulons remonter à son origine, nous remarquons, dans les cas de charbon qui se présentent, qu'il existe en même temps une épizootie sur les bestiaux, principalement sur les moutons ; cette maladie a reçu le nom de sang de rate ; les animaux atteints de cette épidémie meurent en grand nombre, et lorsqu'ils ne sont pas enterrés à temps et convenablement, ils servent de pâture à une certaine espèce de mouches qui portent au loin le poison qu'elles ont sucé et dont les piqûres produisent les mêmes effets que l'inoculation du sang ou des humeurs des animaux morts du charbon. Ceux qui les dépouillent en sont souvent les victimes.

Je devais donner ces explications pour faire comprendre la nécessité d'obéir aux prescriptions des ordonnances de police qui exigent le prompt et complet enfouissement des animaux morts ; on comprendra aussi l'importance d'un appel immédiat à des soins éclairés.

Cette piqûre n'attire pas d'abord l'attention ; elle n'est pas plus douloureuse que celle d'une mouche ordinaire ; cependant, peu après, on éprouve une démangeaison insupportable ; au bout de quelques heures, c'est une cuisson qui devient de plus en plus vive ; l'endroit piqué est rouge et gonflé ; bientôt on voit une petite ampoule entourée d'un bord rouge, dur et épais, et si on la déchire ou si elle crève, il s'en écoule quelques gouttes d'un liquide rougeâtre ; l'épiderme enlevé, on trouve la peau d'un brun pâle qui se noircit ; le charbon est alors bien caractérisé, et si, à ce moment, une cautérisation profonde et d'autres soins ne sont pas donnés, la maladie fait de rapides progrès, la fièvre survient et la vie est grave-

ment compromise. Nous avons, nous médecins, si souvent à
déplorer d'avoir été appelés trop tard pour cette maladie terrible, que je crois vous être utile en vous apprenant à quels
signes vous pouvez la reconnaître à son début.

Il est une certaine maladie de la peau qui fait bien souffrir,
pour laquelle on n'a pas recours au médecin, et qui est soignée le plus souvent très-mal : je veux parler de ces gros
boutons appelés des clous. On les recouvre d'onguents irritants qui augmentent l'inflammation et la douleur ; la suppuration devient plus forte, et on s'applaudit de là voir augmenter et durer longtemps ; on est pénétré de reconnaissance
pour celui qui vous a conseillé un remède aussi efficace en apparence, tandis qu'en réalité, ce remède ne guérit qu'après
avoir prolongé nos souffrances pendant plusieurs semaines. Il
y a un traitement beaucoup plus prompt et très-simple, qui
diminue et abrége la souffrance ; mais auparavant, selon
mon système d'enseignement, je dois dire en quoi consiste
cette petite affection.

Lorsque, par suite de causes souvent peu appréciables, une
portion circonscrite du tissu cellulaire ou du tissu graisseux est
atteinte et frappée de gangrène, elle devient un corps étranger
qui doit être expulsé ; la peau oppose alors un obstacle à la
sortie de ce corps dont la présence irrite et enflamme les parties voisines ; la suppuration s'établit et à la longue la peau se
tuméfie, se perce et livre passage à cette partie que vous
connaissez sous le nom de bourbillon. Le traitement doit tendre à modérer l'inflammation, à la circonscrire autant que possible et à faciliter l'expulsion du bourbillon, unique cause de
l'affection ; il faut donc tenir au repos la partie malade, lui
faire prendre des bains tièdes et émollients, appliquer dessus
des cataplasmes de même nature et à peine chauds ; si la peau

fortement tendue, tarde à s'ouvrir, ou si l'ouverture n'est pas
suffisante, une incision vient efficacement en aide à ce travail ;
toutefois, on peut s'en dispenser lorsque le clou est peu volumineux.

Après ces explications vous accepterez avec confiance le
traitement dont je vous rappelle les principes et les effets.

Un médecin peut encore abréger la durée du mal, mais par
des moyens dont il connait seul l'opportunité et qui ne sont
pas à la portée du public.

La disposition au développement des clous tient à un éta!
de santé qui oblige à recourir à l'expérience et à la science
médicales.

QUATORZIÈME ENTRETIEN.

Je n'ai pas terminé tout ce qui concerne les maladies de la
peau, particulièrement celles de ces affections qu'on soigne
soi-même et souvent infructueusement : à cette occasion,
comme toujours, je vous exposerai sans réserve tout ce que
je crois devoir être utile, sans cependant tomber dans l'inconvénient de la médecine populaire, quand elle donne une pré-
somption dangereuse ; j'ai souvent eu occasion de constater les
accidents dus à des traitements conseillés par des demi-sa-
vants qui vont puiser leur science dans des livres qu'ils ne
comprennent pas.

Les doigts sont quelquefois le siége de deux maladies que
vous connaissez sous le nom de tourniole et de panaris, souvent occasionnées par des piqûres, par des épines ou éclats de
bois qui séjournent dans la plaie ; il faut absolument retirer
ces corps étrangers avant le développement de l'inflammation,
et si, avec le concours des personnes qui vous entourent, vous
ne pouvez y parvenir immédiatement, n'hésitez pas à vous

adrësser à un médeciñ, sans vous effrayer des douleurs que vous aurez à supporter ; songez qu'elles ne seront que momentanées et vous en éviteront de bien plus aiguës et de bien plus longues ; c'est, du reste, le seul moyen de prévenir un mal plus violent. N'accordez surtout aucune confiance à ces emplâtres irritants qui ont la prétendue vertu de faire sortir les corps étrangers ; il est vrai que, par leur usage assez prolongé, on obtient ce résultat, mais ce n'est qu'en déterminant une inflammation plus douloureuse, suivie de suppuration.

Les tournioles comme les panaris viennent aussi spontanément et sans cause extérieure apparente.

La tourniole qui n'atteint que la peau de l'extremité des doigts n'est jamais dangereuse, lorsqu'elle n'est pas aggravée par des soins mal dirigés ; cependant, elle a cela de fâcheux qu'elle met dans l'impossibilité de se servir des mains, instruments indispensables du travail. Elle commence par une rougeur et un gonflement ; bientôt la peau est soulevée et il se forme une ampoule qu'il faut percer pour vider le liquide clair ou trouble qu'elle contient ; ensuite, il faut couper la peau collée, couvrir la plaie qui résulte de cette petite opération d'un linge fin, enduit d'huile ou de cérat, et appliquer par dessus un cataplasme de mie de pain et de lait bien liquide et tiède seulement, que l'on renouvelle à mesure qu'il sèche.

Le panaris est une inflammation de l'extrémité digitale : il est nécessaire d'en arrêter le développement ; car, en la laissant s'aggraver, elle peut s'étendre aux tendons qui font mouvoir l'extrémité des doigts, ainsi qu'aux os ; et, si la suppuration qui s'établit alors n'a pas d'issue à l'extérieur, ces tendons et ces os peuvent être rongés et détruits. Vous voyez donc combien il importe d'arrêter les progrès d'un panaris. Je vous engage, dès lors, dans votre intérêt réel, à ne faire aucun usage de ces espèces de remèdes qui font aboutir promptement, et à consulter au plus vite un médecin qui jugera s'il y a lieu de pratiquer une incision de manière à donner issue au pus aussitôt qu'il est formé. On peut, dès le début de cette maladie, calmer la douleur qu'elle occasionne par des bains tièdes de décoction de guimauve et de pavots et par des cataplasmes faits avec la même décoction et de la mie de pain ; néanmoins, il est toujours plus prudent, dans ce cas, de prendre l'avis du médecin, qui, par un traitement plus actif et bien ordonné, peut arrêter l'inflammation et prévenir la suppuration.

Les brûlures sont aussi du nombre de ces lésions de la peau, pour lesquelles les premiers soins doivent être donnés immédiatement après l'accident et avec intelligence, afin de calmer la douleur qu'elles occasionnent ; mille remèdes sans efficacité sont proposés ; on n'a que l'embarras du choix ; on commence par l'un, on le quitte pour un autre, parce que le premier ne guérit pas assez promptement au gré de celui qui souffre ; le temps se passe, la guérison marche lentement, et on doit se trouver fort heureux lorsque le mal n'augmente pas. Je puis donc aussi vous proposer un moyen de guérison, et, afin que vous l'adoptiez sans hésitation, j'expliquerai ce que c'est qu'une brûlure, comment elle se produit et de quelle manière les parties atteintes sont lésées.

Toutes les fois qu'une température élevée se trouve en contact avec une partie quelconque de notre corps et y occasionne une rougeur et une douleur vive, il y a brûlure ; si le contact est assez prolongé, l'épiderme est décollé par un liquide que de petits vaisseaux versent entre lui et la peau sur le point brûlé ; une chaleur plus forte détruit la peau, et les parties placées au-dessous, graisse, chair, os, peuvent être atteintes et réduites en charbon. Il y a donc plusieurs degrés de brûlures, et chaque degré exige un traitement particulier ; en conséquence. lorsque l'accident est grave, un médecin doit être appelé ; mais, en attendant, voici les premiers soins à donner dans tous les cas.

Dès que nous sommes atteints par une brûlure, ce sentiment de conservation qui nous porte à nous soustraire le plus plus promptement possible à l'action du feu nous inspire en même temps la pensée de chercher à repousser la chaleur qui envahit nos tissus et celle qui provient de l'affluence du sang vers la partie lésée ; le bon sens seul nous indique que l'on obtient ce résultat en enveloppant la partie malade d'un corps froid, qui se réchauffera aux dépens de cet excès de chaleur.

Il faut donc, aussitôt qu'un accident semblable est arrivé, nous empresser de couvrir ou d'envelopper la partie atteinte d'un corps à la température la plus basse possible, et le remplacer à mesure qu'il se réchauffe ; l'eau froide, qui peut se renouveler continuellement par des douches, la neige et la glace, lorsqu'on en a sous la main, sont les réfrigérants les plus efficaces, parce qu'ils absorbent plus promptement la chaleur. La douleur se calme en même temps que l'inflammation diminue au contact incessant de ces corps froids.

Si, comme il arrive le plus souvent, l'épiderme se trouve détaché par l'eau qui forme un gonflement appelé ampoule, en ouvrant ou piquant l'épiderme, l'eau se vide, et la partie sensible de la peau, mise à découvert, et à laquelle tout contact, même celui de l'air, cause une vive douleur, doit être protégée par un corps doux ; on peut y appliquer l'amidon cuit, tel que les blanchisseuses l'emploient pour le linge ; une couche d'un centimètre d'épaisseur remplit ce but, et elle doit être maintenue de préférence par un morceau de *ouate*, parce que cette étoffe cotonneuse est beaucoup plus douce que le linge et qu'elle s'oppose mieux au passage de l'air ; le tout doit être recouvert ou enveloppppé d'un linge imbibé d'eau fraîche que l'on renouvelle fréquemment.

Ce traitement ne peut suffire que pour la guérison de brûlures légères ; en cas de gravité, il sera complété par celui que le médecin prescrira.

J'ai déjà fait remarquer, je crois, que l'action prolongée d'un froid excessif pouvait suspendre et même détruire complétement les parties de notre corps qui y sont exposées.

Les pieds, les oreilles et le nez sont les organes les plus sujets à ces sortes d'accidents : sous l'influence du froid, la circulation est ralentie et suspendue, l'insensibilité commence, et si cet état se prolonge, les parties atteintes sont mortifiées ; elles passent du blanc au violet, puis à une couleur plus foncée, et finissent par noircir ; enfin, celles qui les avoisinent s'enflamment et sont le siége d'excessives douleurs.

En général, lorsqu'on a froid, on se chauffe, et il paraîtrait tout naturel de réchauffer des organes refroidis jusqu'à la congélation ; mais il ne doit pas en être ainsi ; ce serait tomber dans une bien fâcheuse erreur, car l'action de la chaleur, dans ce cas-là, éteint l'étincelle de vie qui peut encore exister dans les parties atteintes, et détermine leur décomposition.

Il me sera facile de vous faire comprendre les effets de la chaleur dans ces circonstances.

Vous savez par expérience que lorsque vous sentez ce refroidissement des doigts que l'on appelle l'*onglée*, si vous approchez vos mains du feu, les bouts des doigts se gonflent, rougissent et vous font éprouver une cuisson assez vive ; ces phénomènes sont causés par la chaleur qui dilate rapidement

les liquides condensés par le froid et en attirent d'autres en
abondance ; les vaisseaux se gonflent outre mesure, leur ressort s'affaiblit ; la circulation se trouve ralentie et il y a douleur ; si l'action du froid a été plus intense, la circulation se
trouve complétement interrompue et l'affluence des autres liquides qu'attire la chaleur cause la rupture des vaisseaux qui
les contiennent ; il y a alors mortification, c'est-à-dire destruction de la partie malade.

Il est donc fort à-propos de ne réchauffer que très-lentement les parties atteintes par la gelée : voici le moyen que
l'on emploie avec le plus de succès : on les frictionne d'abord
avec de la neige ou de l'eau froide, puis avec des linges secs,
ensuite avec les mains ; peu à peu, après une heure ou deux
de ces frictions, la chaleur naturelle commence à renaître, elle
augmente graduellement et il devient même nécessaire de la
tempérer par l'application de linges imbibés d'eau froide,
fréquemment renouvelée, afin d'éviter une inflammation.

Quand tout le corps est exposé à un froid très-vif et prolongé, il s'engourdit, la circulation générale se ralentit, le
système nerveux s'affaiblit et l'on éprouve un irrésistible besoin de dormir qui conduirait à une mort inévitable si des
secours intelligents n'étaient pas promptement administrés.
Les voyageurs qui traversent les hautes montagnes, en hiver,
sont exposés à un pareil refroidissement et à des périls immi-
nents ; c'est pour leur porter secours dans ce danger extrême
que les charitables religieux du mont Saint-Bernard se sont
établis au sommet des Alpes pour arracher à une mort inévitable les malheureux voyageurs surpris par le froid. Aidés
par une race précieuse de chiens de montagne, ils vont chercher sous une couche épaisse de neige les traces des pas humains, heureux quand après des recherches remplies de dan-

gers ils retrouvent un corps qui n'est pas encore entièrement
privé de vie. — Les moyens qu'ils employent pour ranimer
celui que le froid a saisi sont tellement conformes aux prescriptions de la science que je crois devoir vous les indiquer :
faire avaler quelques gouttes d'une liqueur spiritueuse au
malade, le placer d'abord dans un lieu frais et faire rapidement à la fois, sur toute la surface du corps, des frictions
avec des morceaux de laine froide et sèche, puis imbibée de
spiritueux ; ne le réchauffer que très-lentement, ne l'envelopper de couvertures chaudes et ne le placer dans un apparte-
ment chauffé que lorsqu'il aura recouvré sa chaleur naturelle ;
enfin, donner les soins particuliers que je vous ai déjà recommandés aux parties le plus fortement atteintes par le froid.

Il est encore quelques affections de la peau, sur lesquelles
vous avez aussi des préjugés que je tiens à détruire. Un préjugé en médecine est toujours dangereux parce qu'il est un
principe d'erreur et souvent la cause des mauvais soins qui
entourent les malades et qui compromettent leur existence.

Les dartres sont une maladie de la peau qui fait plus ou
moins souffrir et qui inspire toujours du dégoût. Un médecin
instruit ne peut les guérir que par un traitement long, quelquefois coûteux et désagréable ; cependant il arrive que celui
qui en est affecté apprend que tel charlatan les fait disparaître
rapidement avec des eaux ou des pommades ; il ne fait prendre
aucun médicament à l'intérieur ; son traitement, enfin, est
des plus simples, des plus commodes et des plus faciles ; on
s'empresse de le consulter ; on suit en tout point son ordonnance et le mal cesse. On se félicite alors ; on est même tenté
de mettre en doute les talents et la probité d'un médecin con-
sciencieux, et l'on s'endort, plein de sécurité, persuadé que
l'on n'aura plus à se préoccuper du retour de cette affection,

Malheureusement, il n'en est pas ainsi, et quelquefois le réveil
est terrible, cár, peu de temps après, il survient une maladie
interne causée par la guérison rapide ou prématurée du mal
extérieur ; dans ce cas, toutes les ressources de la médecine
et de la science ne deviennent fructueuses et efficaces qu'avec
beaucoup de peine et de temps. Sachez donc que ces maladies
opiniâtres sont causées par une altération du sang et qu'on
ne peut les vaincre qu'en agissant sur le principe qui les a fait
naître, c'est-à-dire sur le sang, de manière à le purifier ;
d'ailleurs, lorsque les dartres suppurent depuis longtemps,
il est tout aussi dangereux de les supprimer sans-suivre un
traitement, que d'arrêter le cours d'un ancien exutoire, vési-
catoire ou cautère.

La teigne et la gale sont des maladies purement locales qui
peuvent être guéries promptement par des remèdes externes,
et la médecine possède des moyens curatifs bien plus certains
que tous ceux que préparent les empiriques.

Depuis le jour où la vaccination a ôté à la petite vérole sa
force et arrêté sa propagation, tous les enfants auraient dû
être, pour ainsi dire, légalement vaccinés ; malheureusement
l'incurie et les préjugés n'ont pas encore entièrement disparu,
bien que l'autorité prenne les mesures nécessaires pour mettre
cet excellent préservatif à la portée de toutes les familles, et
le rendre partout obligatoire. La petite vérole fait cependant
encore des victimes ; certaines personnes ont de si grandes
dispositions à la contracter, que, chez elles, une seconde vaccination est nécessaire quelques années après la première ; aussi
l'usage tend à généraliser la vaccine deux fois, dans l'enfance
et dans la jeunesse.

La rougeole et la scarlatine, ordinairement peu dangereuses,
sont dans nos campagnes le plus souvent négligées ou fort

mal soignées; on écrase le malade de couvertures, au lieu de lui laisser respirer un air pur; on le renferme hermétiquement et on le gorge de boissons échauffantes; il faut une constitution bien robuste pour résister à un pareil traitement, qui engendre souvent des complications désastreuses : les convalescences de ces maladies exigent des soins minutieux et prolongés; et, pourtant, aussitôt que la rougeur a disparu, que la fièvre a diminué, on abandonne le malade à lui-même; on le laisse manger et sortir; une rechutte survient inévitablement, et, lorsque nous sommes appelés, nous avons à traiter, au lieu d'une indisposition légère, une affection grave et dont les suites sont souvent dangereuses.

A ces notions qui s'appliquent aux maladies de la peau, j'ajouterai quelques réflexions sur certaines maladies contagieuses et sur d'autres que les préjugés populaires font à tort considérer comme ayant ce caractère.

A l'exception de la gale, et d'une maladie honteuse que je n'ai pas besoin de nommer, pouvant se contracter plusieurs fois; de la petite vérole, qui n'est à craindre qu'une fois et seulement lorsqu'on n'a pas été vacciné; de la scarlatine et de la rougeole, il n'est guère d'autres maladies dont la contagion soit bien prouvée; la contagion de la peste et de la fièvre jaune, dont les noms seuls inspirent la crainte et l'effroi, est contestée par des médecins sérieux qui les ont étudiées là où elles règnent habituellement. Quant au choléra, rien ne prouve qu'il soit contagieux : nous sommes, il faut l'avouer, encore fort ignorants sur les causes qui le produisent; mais ce que nous savons bien, et ce dont je vous engage à faire votre profit, c'est que cette maladie sévit plus particulièrement sur les habitants des maisons malsaines.

La contagion n'est pas plus démontrée pour la fièvre typhoïde, maladie plus commune et dont la cause, comme celle de beaucoup d'autres, est encore obscure; il est vrai que l'on voit souvent plusieurs personnes, habitant la même maison, frappées successivement de cette fièvre; mais cela tient à ce que toutes sont placées dans des conditions hygiéniques semblables.

Il est vrai encore qu'il est malsain de respirer un air altéré par toutes les émanations qui sortent du corps d'un malade ; mais on peut le renouveler souvent, et avoir le soin de tenir proprement le sujet qu'on soigne. Il s'en trouvera beaucoup mieux et ceux qui le veillent ne courront plus le même danger.

Les maladies de poitrine et les maladies scrofuleuses ne sont pas contagieuses, comme on le croit dans certains pays.

Quant à ces épidémies qui, comme des fléaux de la Providence, viennent frapper les populations sans que l'on puisse, malheureusement, en apprécier les causes, le seul et le meilleur préservatif, c'est le calme et le sang-froid. Dans ces circonstances, il ne faut rien changer à son régime s'il est bon, ne commettre aucune infraction aux règles hygiéniques que je vous ai tracées. La peur brise les forces morales et physiques, elle dispose l'homme à contracter le mal qu'il redoute; tous les médicaments que l'on prend par précaution dérangent le jeu de nos organes et leur ôtent la force de résister aux fâcheuses influences de l'épidémie.

Il me serait facile, pour prouver l'exactitude de ces observations, de citer l'exemple de personnes dont la maladie et la mort même ne peuvent être attribuées qu'à un mauvais régime habituel, à une habitation malsaine, à une peur excessive et à des précautions mal entendues.

QUINZIÈME ENTRETIEN.

Hygiène des sens. — Sources des sensations qui proviennent par les sens. — Siége de la sensibilité, du toucher, de l'odorat, du goût, de la vision, de l'audition.

Jusqu'à présent, nous ne nous sommes occupés que de l'hygiène des fonctions qui servent à la nourriture et au développement de l'homme, et qui lui sont communes avec tous les
êtres organisés. En effet, tous prennent au dehors des matériaux qu'ils convertissent en leur propre substance, et cette,
transformation s'opère à l'aide d'instruments particúliers, très-
simples chez les végétaux, plus compliqués chez l'homme et
les animaux. J'ai essayé de faire connaître le mécanisme de
ces organes, comment ils fonctionnent et comment ils trans-
forment les matières extérieures en substances qui s'orga-
nisent et s'animalisent. Ces connaissances sont indispensables
pour bien conduire cette machine qui constitue le corps humain, dont le dérangement nous rend malades, et dont la destruction entraîne notre mort corporelle.

Nous aurions achevé si nous nous bornions à l'hygiène
des végétaux qui n'est autre chose que leur culture tendant
exclusivement à leur développement et à leur production ; mais je
dois aller plus loin. J'ai à vous parler de l'hygiène d'organes

qui ne se trouvent que chez les animaux et chez l'homme : ce sont les sens qui perçoivent tout ce qui est en rapport avec nous, et les mouvements qui nous fournissent les moyens d'agir sur tout ce qui nous environne.

L'utilité de l'hygiène de ces fonctions n'a pas besoin d'être démontrée ; vous comprenez que la puissance, la force et la valeur d'un homme ou d'un animal sont nécessairement en raison de la perfection des sens qui lui ont été donnés et de l'énergie des mouvements dont il dispose. Ceci entendu, examinons maintenant ce qui constitue ces fonctions importantes.

On désigne sous le nom de matière nerveuse la partie de nous-mêmes qui a la propriété de recevoir toutes les impressions extérieures ou intérieures qu'éprouve notre corps : c'est elle qui nous transmet la sensibilité et'le mouvement en déterminant la contraction des muscles ; ces phénomènes si merveilleux sont bien propres à exciter notre intérêt.

Ne croyez pas que ce sont des mystères qui exigent de longues études pour être un peu dévoilés, et que les hommes chargés de soigner le corps malade ont seuls besoin de savoir, tandis que tout le monde peut comprendre, sans trop de peine, le mécanisme du système nerveux, assez, du moins, pour se rendre compte de quelle manière il fonctionne, quand il met en action nos sens et provoque des mouvements.

Essayons donc de rendre populaire la connaissance des organes qui exécutent les fonctions si importantes du sens et du mouvement, en réclamant toute l'attention du lecteur.

Le tissu nerveux, ou la matière nerveuse, se trouve dans toutes les parties du corps, c'est pourquoi il y a partout sensibilité et mouvement ; il est sous forme de masse et constitue le cerveau et le cervelet logés dans le crâne ; un prolongement de cette masse cérébrale, qui se nomme moelle épinière, sort du crâne et occupe un canal qui règne d'une extrémité à l'autre de la colonne vertébrale, ou épine du dos. Du cerveau et de la moelle épinière partent des cordons nerveux qui vont aboutir à toutes les parties du corps; les uns vont aux organes des sens pour apprécier la nature et les propriétés des corps qui nous environnent et en rendre compte au cerveau ; d'autres donnent de la sensibilité aux tissus dont notre corps est formé pour avertir encore le cerveau des accidents ou des impressions qu'ils reçoivent, et d'autres encore vont transmettre aux instruments du mouvement des ordres qui partent du cerveau ; enfin, pour faire mieux comprendre l'action du système nerveux, je puis la comparer à celle des fils électriques qui établissent une communication à de si grandes distances et instantanément.

Maintenant que vous savez que les sens transmettent au cerveau toutes les impressions qu'ils éprouvent, par l'intermédiaire d'un nerf particulier qui part de chacun de ces organes et va se confondre dans la masse cérébrale, examinons chacun de ces sens en particulier.

Le toucher est exercé chez l'homme par toute la surface de de la peau; il lui donne la sensation de la forme, de la pesanteur, de la consistance, de la température des corps. Ce sens est plus fin, plus exact à l'extrémité des doigts où l'épiderme est plus mince, doublé de houppes nerveuses plus développées qu'ailleurs, la mobilité des doigts leur permettant d'envelopper, de presser, de soulever les corps dont nous voulons apprécier certaines propriétés, la main peut être regardée comme l'organe le plus spécial du toucher; là, on l'appelle tact.

Le tact est d'autant plus exact que l'épiderme qui se trouve au bout des doigts est moins épais; ainsi, les ouvriers dont ces parties sont continuellement en contact avec des corps durs, qui endurcissent et épaississent l'épiderme, ont ce sens peu développé; chez ceux, au contraire, qui l'exercent beaucoup, les aveugles, par exemple, qui ne peuvent percevoir les objets qui les entourent que par le toucher, et chez lesquels, par conséquent, il supplée, en partie, au sens de la vue, il acquiert une délicatesse extraordinaire. Tous les soins qu'exige la peau, comme organe sécréteur, tendent à leur conserver ces propriétés comme organes du toucher.

Nous percevons les émanations odorantes des corps par le sens de l'odorat mis en jeu par un appareil complexe qui, chez l'homme, est destiné à être impressionné par les odeurs.

Cet appareil, chez l'homme, se compose des fosses nasales dont vous connaissez l'ouverture extérieure. Elles se terminent dans la gorge où elles conduisent l'air qui, de là, comme vous le savez, passe dans le conduit respiratoire. Ces fosses nasales sont formées de deux petits canaux qui communiquent avec des cavités placées dans le front et la mâchoire supérieure, dont l'intérieur est garni d'un certain nombre de lames osseuses recourbées; il résulte de cette disposition que cet organe a une surface très-étendue et très-sinueuse, qui oblige l'air à une longue circulation, le réchauffe et le débarrasse de toutes les poussières qu'il contient et qui s'attachent en passant à la peau, ou membrane molle, épaisse et habituellement humide qui tapisse ces parties.

Les corpuscules odorants que l'air contient s'attachent donc à cette membrane, sont mis en contact avec la pulpe nerveuse du nerf olfactif ou nerf des odeurs qu'elle recouvre, et la sensation que fait éprouver ce contact est instantanément perçue par le cerveau.

Ce sens est très-utile pour la conservation de notre santé,

parce qu'il nous éclaire sur la composition des aliments destinés à notre nourriture, et nous donne quelques notions sur leur nature; aussi a-t-il été dit, à cause de ce premier usage, qu'il était la sentinelle avancée des organes de la digestion. Chez l'homme, il est bien inférieur à celui de certains animaux, et du chien de chasse en particulier, chez lequel l'appareil olfactif est beaucoup plus développé que le nôtre; il serait insuffisant pour nous faire reconnaître ce qui, dans l'air, peut nous être nuisible, si, impressionné d'abord d'une manière désagréable, on ne tenait pas compte de l'avertissement qu'il donne, car il s'habitue promptement à l'atmosphère dans laquelle il se trouve placé. Qui n'a été frappé, en entrant dans certaines habitations, de l'odeur nauséabonde qui s'en exhalait? Ceux qui les occupent ont pu cependant s'y habituer; mais à la longue leur santé se trouve dérangée et quelquefois même gravement compromise.

Il est indispensable aux animaux de flairer leurs aliments avant de les manger, afin de reconnaître s'ils leur conviennent ou non; sous ce rapport, nous y attachons moins d'importance; cependant il est d'observation qu'un aliment dont l'odeur nous est désagréable, trouble notre estomac et se digère difficilement.

Si nous avons intérêt à conserver l'intégrité de ce sens, je dois vous dire ce qui peut l'altérer. Il est amoindri ou anéanti lorsque la membrane ou peau qui tapisse les fosses nasales est malade, lorsqu'elle est enflammée, c'est-à-dire lorsqu'on a un rhume de cerveau; cette membrane se trouvant alors gonflée et couverte d'une matière épaisse, offre un obstacle au libre passage de l'air, et les molécules odorantes ne pouvant plus toucher au nerf olfactif, ne l'impressionnent plus. Cette maladie n'ayant aucune espèce de gra-

vité, je ne vous dirai rien de son traitement; d'autres affections plus sérieuses détruisent ce sens; ce sont les polypes et
les ulcérations; pour celles-là il faut consulter un médecin.

Les personnes qui, comme les parfumeurs, vivent au milieu
d'odeurs fortes et très-variées, sont exposées à perdre l'odorat. Il est encore très-compromis par l'usage immodéré du
tabac à priser : cette poudre entretient la membrane du nez
dans un état continuel d'inflammation peu favorable à l'action
du nerf olfactif; car ce nerf, trop souvent et trop fortement
excité, s'use et devient insensible.

L'usage habituel d'un tabac très-fort porte son action plus
loin : il agit sur le cerveau et cause de l'engourdissement et
des étourdissements; enfin, il résulte de ces faits que le tabac
à priser, qui n'a aucune utilité et qu'il est si difficile d'abandonner lorsqu'on en a l'habitude, peut avoir des inconvénients.

Le sens du goût a, comme vous le savez, son siége dans la
bouche; toutes les parties qui se trouvent dans cette cavité
sont soumises à son empire, et la langue à sa base paraît
douée d'une plus grande sensibilité. Il nous sert à connaître
la saveur des substances alimentaires; ce sont encore des
nerfs s'épanouissant sur toute la surface de la peau ou membrane de l'intérieur de la bouche, et particulièrement à la
base de la langue, qui sont chargés de porter au cerveau la
sensation que leur a fait éprouver l'aliment; ces corps liquides
imbibent cette membrane et pénètrent jusqu'aux nerfs ; ceux
qui sont solides sont d'abord fondus en totalité ou en partie
par la salive, et c'est alors qu'ils pénètrent aussi jusqu'au
nerf du goût.

L'utilité de ce sens est de faire connaître les propriétés des
corps qui doivent servir à notre nourriture, et il nous avertit,

par la satisfaction ou la répugnance qu'ils lui inspirent, s'ils lui sont utiles ou nuisibles. Chez l'homme, il est souvent altéré par l'abus; et, par suite, il devient incapable de remplir ses fonctions. Si nous étions raisonnables, nous ne mangerions que lorsque nous avons faim ; notre sens du goût nous ferait toujours trouver bons les aliments préparés de la manière la plus propre à être digérés sans fatiguer l'estomac, et, quand ce dernier serait rassasié, le goût serait alors aussi satisfait ; il ne serait plus provoqué ni excité par de nouveaux aliments qui deviennent dangereux pour l'estomac et pour le corps; mais ordinairement en est-il ainsi? Ne demandons-nous pas à l'art de la cuisine de préparer nos aliments de manière à flatter et à exciter notre goût plutôt que de les rendre d'une facile digestion ? La nature a attaché une jouissance à la satisfaction du besoin que l'on appelle la faim, parce que c'est un des actes les plus importants de la vie; en voulant augmenter et prolonger cette jouissance, nous la compromettons.

Je dois ici signaler les inconvénients de l'abus du *tabac mâché*; il corrode les dents, provoque une salivation excessive, irrite la bouche et amoindrit le sens du goût. Excepté chez les marins et certains ouvriers à qui leur profession ne permet pas de fumer, cette manière d'employer le tabac est peu répandue; néanmoins, j'engage ceux qui en ont contracté l'habitude à en user modérément, et ceux qui ne l'ont pas à ne jamais la prendre.

L'usage de fumer la même plante est si général, que je crains bien que mes observations sur ce sujet soient peu écoutées; cependant cela ne m'empêchera pas de faire tous mes efforts pour vous convaincre du danger de son abus.

Son action excitante sur les parois de la bouche provoque, principalement sur ceux qui n'y sont pas habitués, une saliration épuisante, et le sens du goût est amoindri par le contact de cette fumée à la fois âcre et narcotique ; ces effets locaux sont les moindres de ses inconvénients ; les nausées et les vomissements qu'elle provoque chez ceux qui commencent à fumer devraient être regardés comme des avertissements et pris en considération ; la plupart n'en persistent pas moins. Ce qui rend plus dangereux le tabac ainsi employé, c'est son action sur le cerveau ; s'il agit comme irritant sur la bouche par la matière âcre que contient la fumée, il agit comme engourdissant sur le cerveau à cause d'un principe que l'on désigne sous le nom de *nicotine*, substance qui est un véritable poison narcotique très-actif ; développé par la combustion, ce principe est absorbé en partie dans la bouche ou introduit dans l'estomac mêlé à la salive, et son action sur le cerveau est marqué par un état de demi-sommeil qui aurait un grand charme pour celui qui fume habituellement : il a quelque analogie avec celui que produit l'opium chez les Orientaux.

Le cerveau, ainsi impressionné, perd de son énergie et de son activité, et les facultés qui sont de son domaine, telles que l'intelligence, l'imagination, la mémoire, sont affaiblies, surtout chez les jeunes gens dont le développement intellectuel n'est pas complet.

Tous ces effets, qui ne peuvent être bien connus que d'un médecin, devraient être pris en considération par l'autorité et l'engager à demander à la chimie le moyen d'enlever la nicotine du tabac, de manière à lui laisser sa propriété âcre et irritante recherchée par certains amateurs, et à lui retirer sa propriété narcotique qui a de l'attrait pour d'autres ; à défendre l'usage du tabac aux enfants trop jeunes pour le supporter, ainsi que cela se pratique dans une partie de l'Allemagne.

La vision nous fait reconnaitre la couleur, la forme, la distance des objets qui nous entourent ; cette sensation nous est donnée par l'action de la lumière contenue dans l'atmosphère, mise en mouvement par certains corps dits lumineux, sur l'appareil qui constitue l'œil ; cette lumière traverse les différents milieux dont l'œil est composé, et va toucher l'épanouissement du nerf optique qui est celui de la vision, lequel en donne immédiatement connaissance au cerveau.

L'œil est fatigué par l'action habituelle d'une lumière trop vive ; pour lui conserver toute sa force, tout ce qui adoucira la vivacité du jour ou de la lumière sera efficacement employé. L'attention, toujours fixée sur le même point, fatigue la vue comme un exercice prolongé fatigue nos jambes. Les personnes qui, par profession, sont obligées de regarder fixement de petits objets, ne peuvent se soustraire à cet inconvénient qu'en cessant, de temps en temps, leurs travaux et en portant leur vue sur des objets éloignés ; la fatigue de cet organe y cause de la chaleur et du trouble ; c'est une indication qui nous prescrit de le reposer et de le rafraîchir avec des lotions d'eau froide.

La vue des corps éclatants, par exemple, de la neige, sur laquelle reflète le soleil, lasse également les yeux ; les veilles prolongées, le travail à la lumière produite par le gaz ou par les lampes perfectionnées tuent, comme on le dit vulgairement et avec vérité, la vue. Prenez toutes ces causes en considération, elles peuvent vous priver d'un organe essentiel. Les précautions que je vous ai indiquées vous le conserveront.

L'œil est exposé à des maladies particulières et à toutes celles qui peuvent atteindre le corps ; elles sont largement exploitées par des charlatans spéciaux, connus sous le nom d'oculistes ; défiez-vous de ces marchands de pommades et d'eaux guérissant, dit-on, tous les maux d'yeux ; vous devez vous adresser à votre médecin pour ces maladies comme pour les autres, et, si elles exigent quelque opération particulière, rapportez-vous-en à lui pour vous désigner un médecin qui s'occupe particulièrement de ces affections, et qui seul mérite le titre d'oculiste.

L'audition est le sens qui nous fait parvenir les sons; lorsque l'air est impressionné par un choc ou un déplacement brusque quelconque, il en résulte un mouvement particulier que l'on appelle vibration. Les vibrations viennent frapper l'oreille qui les recueille et les dirige vers un canal d'où elles sont conduites sur une peau tendue que l'on désigne sous le nom de tympan, et qui transmet son impression à un petit appareil situé plus profondément et rempli d'eau, dans laquelle baigne la pulpe nerveuse du nerf acoustique ou nerf du son, par l'intermédiaire duquel notre cerveau a connaissance du bruit produit.

Cet appareil est bien compliqué. Comme les maladies internes qui l'affectent sont du ressort du médecin, je n'ai qu'à mettre en garde contre les charlatans qui prétendent guérir les sourds. Ayez soin seulement de tenir vos oreilles propres: il faut les débarrasser de cette sécrétion épaisse et collante dont elles sont le siége, laquelle à la longue se durcit, les bouche et détermine la surdité.

SEIZIÈME ENTRETIEN.

1º Des mouvements. — 2º Des sons, cris ou paroles. — Organes passifs des mouvements. — Des os. — Organes actifs des mouvements des muscles. — Mécanisme du cri et de la parole. — Maladies des organes du mouvement. — De l'entorse, des luxations, des fractures. — Des premiers soins à donner.

Nous nous sommes occupés des organes des sens; j'ai essayé de faire comprendre la manière dont nous éprouvons les sensations extérieures dont ils sont l'origine; je vous ai décrit chaque organe des sens et l'agent principal qui les met tous en action; puis j'ai indiqué les précautions à prendre pour les conserver en bon état. Je vais vous entretenir des instruments qui nous ont été donnés pour exécuter les actes inspirés par l'instinct chez les animaux, et par la volonté chez l'homme.

Ces actes sont : 1º les mouvements à l'aide desquels nous nous déplaçons pour nous transporter dans toutes les directions selon notre volonté, mouvements que nous pouvons communiquer aux corps sur lesquels nous avons action; 2º les sons, cris et paroles qui expriment nos sensations et nos pensées.

D'après la méthode que j'ai adoptée, je vais commencer

par vous parler des instruments à l'aide desquels s'exécutent
ces mouvements et leur mécanisme; les préceptes d'hygiène
pour leur conservation et leur développement seront plus facilement compris après cette instruction préalable.

Les os, qui sont la partie solide de notre corps, tout en
déterminant sa longueur et en partie sa forme, servent aussi
à protéger les organes principaux contenus dans les cavités
de la tête, de la poitrine et du ventre; ceux des membres peuvent être regardés comme les organes passifs des mouvements.

Le tronc, qui comprend cette partie du corps où se trouvent
la poitrine et le ventre, doit sa solidité et sa longueur à une
tige osseuse que l'on appelle colonne vertébrale, partant de la
base du crâne et se terminant au-dessus de l'ouverture inférieure du conduit alimentaire; cette tige, qui est flexible, est
composée de vingt-quatre os superposés et fortement attachés les uns aux autres, de manière à pouvoir permettre seulement quelques mouvements d'ensemble; elle est creuse, et
le canal qui existe dans toute sa longueur est rempli par un
gros cordon nerveux qui sort du cerveau; c'est la moelle épinière d'où partent, d'une extrémité à l'autre, quantité de nerfs
destinés à donner la sensibilité et à communiquer le mouvement aux muscles du tronc et des membres. De chaque côté
de la partie supérieure de cette colonne vertébrale et faisant
corps avec elle, se trouvent les côtes; ce sont des os longs re-
courbés en avant et rattachés à un autre os que l'on appelle
sternum; elles enveloppent et protégent les poumons et le cœur
et forment la cavité pectorale.

A la partie supérieure de la poitrine et en arrière se trouvent
attachées par des liens que l'on nomme muscles et ligaments
les épaules, formées chacune par deux os auxquels tiennent les
bras; cette union, que l'on désigne sous le nom d'articula-

tions, a lieu par le contact de deux surfaces osseuses lisses ; l'une, formée par les os de l'épaule, présente une cavité qui reçoit l'autre formée par la tête arrondie de l'os du bras, et ces parties sont maintenues, rapprochées par des ligaments solides.

Ces surfaces articulaires sont sans cesse humectées par un fluide huileux qui favorise leur glissement, absolument comme l'huile ou la graisse dont on enduit les parties mécaniques où il y a frottement ; il en est de même pour toutes les articulations ou jointures dont je vais vous parler.

L'os du bras se joint par une de ses extrémités à deux autres qui forment l'avant-bras, et à la partie inférieure de ce dernier se trouve le poignet composé de deux rangs de petits os dont l'un est réuni à l'avant-bras et l'autre reçoit cinq os qui s'y rattachent et forment la charpente de la main ; enfin, de ces derniers partent les phalanges des doigts au nombre de deux pour le pouce et de trois pour chacun des autres doigts.

La partie inférieure de la colonne vertébrale se trouve enclavée dans deux os plats et épais qui forment cette cavité désignée sous le nom de bassin, lequel termine le bas-ventre. De chaque côté du bassin vient se loger la tête de l'os de la cuisse ; à l'extrémité inférieure de l'os de la cuisse se réunissent les deux os de la jambe ; entre l'os de la cuisse et ceux de la jambe se trouve en avant un autre petit os plat et rond que vous connaissez sous le nom de rotule et qui forme le genou.

Enfin, à l'extrémité inférieure des os de la jambe se trouvent les os du pied, qui y sont joints par un système semblable à celui des mains ; seulement, la réunion étant plus intime, les mouvements sont moins étendus.

Les os sont mis en mouvement par la contraction des mus-

cles, qui ne sont autre chose que la chair proprement dite ;
ces agents actifs sont très-nombreux ; leur volume est en raison des mouvements qu'ils ont à exécuter ; ils sont forts et
épais au tronc et à l'origine des membres, minces et grêles à
leurs extrémités ; les premiers sont mis en action par les travaux qui exigent de la force et de l'énergie, les derniers par
ceux qui exigent de la délicatesse. Ces muscles peuvent être
considérés comme des cordes élastiques d'une grande puissance de contraction, ils prennent leur point d'appui sur
un des os auxquels il sont attachés, et, en se resserrant de
manière à rapprocher leurs extrémités, ils font mouvoir l'os
mobile.

C'est ainsi que nous exécutons, sans trop nous en rendre
compte, les mouvements si nombreux et si variés qui produisent toutes les merveilles industrielles et artistiques.

Ces muscles doivent la faculté de se mouvoir à des nerfs qui
partent de la base du cerveau et de la moelle épinière ; et
lorsque, par suite d'une apoplexie, une partie du cerveau a
été déchirée ou comprimée, les nerfs qui prennent racine à ce
point malade perdent leur action, alors il y a paralysie des
membres auxquels ils correspondent. Cette description des
agents du mouvement et de leur mécanisme, quoique très-
abrégée, suffira, je l'espère, pour vous intéresser aux conseils
indiqués par l'hygiène pour conserver leur intégrité, augmenter leur force et leur donner plus de précision et d'agilité ; ces
instruments sont ceux de nos actes matériels, instruments
dociles de nos besoins et de notre volonté ; nous avons un
bien grand intérêt à les conserver et à augmenter leur puissance.

Les excitants qui mettent en action tous les organes dont
nous nous sommes occupés jusqu'à présent, viennent du de-

hors, ils nous sont externes; ainsi les organes de la digestion et de la respiration ont les aliments et l'air, les sens en ont aussi un et tout naturel qui se rencontre dans l'air pour les uns, et dans les corps plus matériels pour les autres; mais l'excitant des organes du mouvement est en nous-mêmes; c'est notre volonté qui part de notre cerveau et détermine la contraction musculaire nécessaire pour la satisfaire, et il n'y a d'exception que pour les muscles qui entrent dans la composition du cœur, du tube digestif et de la vessie dont les contractions sont tout à fait indépendantes de notre volonté et sur lesquels nous n'avons aucune action. Il convient, il me semble, de ne traiter l'hygiène des mouvements qu'après avoir fait connaître cette puissance qui les met en jeu, la volonté, comme il en sera question dans les trois entretiens suivants; nous ajournons cette étude pour nous en occuper à l'occasion de l'hygiène des professions qui ne sont autre chose que la mise en action d'une partie de notre système musculaire, et aussi dans une leçon consacrée à l'examen de l'influence de l'exercice sur la santé : ce sera l'hygiène des mouvements.

Pour ne pas laisser subsister dans l'enseignement physiologique, que j'essaye de vous donner sur le mécanisme de nos fonctions, une lacune que vous pourriez regretter, je vous dirai, ici, quoique n'ayant aucune application hygiénique à faire à ce sujet, comment, dans certaines circonstances, des contractions musculaires déterminent le cri, la parole et le chant.

L'air, en sortant du poumon, arrivé près de l'orifice du conduit qui se trouve dans la gorge, et que l'on désigne sous le nom de larynx, rencontre un petit appareil composé de plaques simples et mobiles et de cordes qui ont la faculté de

se tendre et de se détendre sous l'influence de notre volonté,
c'est l'instrument du son et du cri ; les parties qui le composent
étant mobiles, l'ouverture se trouve rétrécie, allongée, modifiée
dans sa forme, et les cordes se trouvent en même temps plus
ou moins tendues ; il résulte de cette disposition que l'air
chassé, avec plus ou moins de force, de l'intérieur de la poitrine, produit des sons dont le timbre varie à la volonté de
celui qui les transmet ; c'est ainsi que s'expliquent les sons différents que font entendre les animaux, ainsi que ceux si variés qui sortent du gosier humain ; chez les premiers, ils servent à exprimer des sensations et des besoins ; mais chez
l'homme, dont les sensations et les besoins sont si nombreux,
ce moyen d'expression aurait été insuffisant ; aussi a-t-il reçu
le don de la parole, c'est-à-dire le pouvoir de modifier à sa
volonté, à leur passage dans sa bouche, les sons qui partent
de son gosier.

La langue est le principal instrument de la production des
mots, et toutes les autres parties de la bouche, le voile du
palais, les dents et les lèvres lui viennent en aide ; enfin, l'action de la parole est, comme toutes celles qui sont sous la
dépendance de notre volonté, soumise à l'influence de notre
cerveau ; et quand la partie qui y préside est malade, la parole cesse quoiqu'il n'y ait rien de dérangé dans le mécanisme
de l'instrument.

Tout ce qui altère les parties qui composent la bouche ou
le larynx, modifie et gêne la parole et la voix ; ainsi, vous savez que l'enrouement accompagne toujours les maux de gorge
lorsqu'ils s'étendent dans le larynx ; l'inflammation de la
bouche et le rhume de cerveau rendent aussi la parole difficile
et altèrent le son.

Ce que j'ai dit sur l'hygiène de ces parties, considérées

sous le rapport des autres fonctions qu'elles remplissent, s'applique à l'hygiène du son et de la parole, et il est inutile de le répéter ici.

Je terminerai par quelques mots sur les maladies ou lésions que peuvent éprouver les organes du mouvement.

L'entorse que vous connaissez tous, est un accident dont les conséquences sont légères et de peu de durée lorsque les premiers soins ont été bien dirigés; mais il n'en est pas ainsi ordinairement; si elle est médiocre, on continue son travail; rentré chez soi, on se repose, la douleur augmente, le bas de la jambe enfle, on se couche; le lendemain, on ne peut plus se lever; on couvre alors la jambe et le pied de cataplasmes émollients ou irritants ; le mal continue, on change de remède; chaque voisin donne le sien ; on garde le lit pendant plusieurs semaines, ou, ce qui est plus fâcheux, on s'efforce de marcher ; la maladie se prolonge indéfiniment et on conserve toujours de la faiblesse dans cette articulation; trop heureux lorsque cette entorse négligée ou mal soignée ne devient pas le point de départ d'une affection dangereuse; telle est l'histoire de bien des gens qui 'ignorent les suites que peut avoir une maladie qui se présente sous une forme bénigne ou légère ; eh bien ! tout ce temps perdu, toutes ces souffrances peuvent être évitées et prévenues par un moyen bien simple et à la portée de tout le monde : ce moyen consiste à plonger le membre malade dans l'eau froide et à l'y laisser plusieurs heures, en ayant soin de renouveler l'eau à mesure qu'elle s'échauffe; la durée de ce bain froid doit être proportionnée à l'intensité de l'entorse; il peut être nécessaire de continuer l'emploi du froid par l'application de compresses trempées dans l'eau froide et fréquemment renouvelées. Lorsqu'il existe des désordres, des déchirements de ligaments, un épanchement de

,sang même, dans ces cas graves, un médecin doit diriger le traitement.

Une chute, une distorsion des membres peuvent agir sur les articulations des os de manière à changer leurs rapports ; alors les surfaces articulaires osseuses ne sont plus en contact, ou ce contact n'est plus que partiel ; c'est alors une luxation complète ou incomplète, ce que vous appelez une démissure.

Dans ces sortes d'accidents, l'articulation blessée se trouve déformée et douloureuse ; les mouvements sont gênés ou abolis ; les ligaments qui maintiennent en contact les deux surfaces articulaires sont plus ou moins déchirés, et les chairs voisines meurtries. En pareil cas, il est encore d'usage dans nos campagnes de recourir à un rebouteur; vous pouvez avoir la chance de vous adresser à un homme qui a quelques connaissances de ces maladies et qui peut réduire les luxations; mais trop souvent vous tombez dans les mains de prétendus sorciers qui, ainsi que je vous l'ai déjà dit, vous traitent avec des paroles et vous laissent estropiés ; au lieu d'ajouter foi à l'ignorance, croyez-moi, ayez recours à un médecin, et, en l'attendant, soutenez le membre démis, maintenez-le dans une immobilité complète; couvrez l'articulation de linges imbibés d'eau froide renouvelés fréquemment; la douleur se calmera et vous préviendrez, autant que possible, le gonflement et l'inflammation qui rendraient plus difficile et plus douloureuse la réduction dont le succès est facile quand l'opération suit de très-près l'accident.

Les fractures des os des membres sont des accidents assez fréquents et pour lesquels on a aussi quelquefois recours aux charlatans; ils ne paraissent réussir que quand ils ont à traiter de prétendues fractures des côtes, maladies assez rares à cause de l'élasticité des os ; car, commment croire qu'avec des paroles on obligera les deux bouts d'un os cassé à se rapprocher, à se rejoindre et à rester en contact? Faites donc alors comme pour les luxations ; soutenez le membre sur toute son étendue, essayez avec ménagement de l'allonger et de le redresser dans sa position naturelle ; arrêtez-vous, si le malade souffre trop, et en attendant le médecin, que vous devez envoyer chercher sur-le-champ, tenez la partie malade toujours couverte ou enveloppée de linges mouillés avec de l'eau froide. Si celui auquel l'accident est arrivé doit être transporté, il faut le faire sur un brancard garni de paille ; le membre doit être bien soutenu, et il faut éviter toutes secousses qui seraient douloureuses, augmenteraient le déplacement et rendraient la réduction plus laborieuse pour le malade et le médecin.

Un effort violent peut causer dans notre organisation un accident qui a reçu de vous le nom d'effort, à cause de son origine ordinaire et que l'on désigne en médecine sous le nom de hernie ; c'est une petite grosseur qui paraît brusquement dans l'aine, accompagnée ordinairement de douleur ; la douleur cesse quelquefois, la tumeur disparaît et on n'y pense plus ; mais un nouvel effort renouvelle l'accident, en augmente la gravité, et si cette maladie n'est pas soignée, elle acquiert un développement considérable qui gêne la marche, cause des coliques, des vomissements et souvent des accidents qui compromettent la vie et exigent une opération dangereuse et douloureuse. C'est alors une hernie étranglée.

Afin de se soustraire autant que possible à ces accidents, il faut, aussitôt l'apparition d'une tumeur dans l'aine ou dans toute région du bas-ventre, consulter un médecin qui indiquera un bandage, afin de prévenir le retour de la hernie ; il vous recommandera de ne pas le quitter pendant tout le temps que vous êtes levé, de ne l'ôter que lorsque vous êtes couché, et de le remettre avant de sortir du lit. Souvent cette hernie sort par l'effort que l'on fait pour monter sur son lit. Le bandage doit être aussi conservé au lit pendant un rhume et lorsqu'on vomit, et il doit être renouvelé lorsque les pelottes ou les ressorts sont usés.

La marche peut être rendue difficile, même impossible par des plaies aux jambes résultant de varices gonflées, qui s'enflamment et se déchirent; vous conservez souvent ces maladies fort longtemps parce que vous les soignez vous-mêmes avec des onguents et des remèdes de bonnes femmes. Un médecin instruit les guérit promptement et sûrement; vous pouvez les éviter, lorsque les varices commencent, en portant un bas lacé, ou mieux encore un bas élastique.

Il est encore deux petites infirmités qui font beaucoup souffrir et qui gênent excessivement notre marche; ce sont les cors et les oignons que des chaussures trop étroites ou trop dures font naître. Elles consistent en un épaississement de l'épiderme pour le cor et de toute la peau pour l'oignon.

Les premiers ne peuvent être guéris que par leur enlèvement, et les seconds par des émollients ou adoucissants, et surtout, pour les deux, par la cessation des causes qui les ont produits; tous les remèdes irritants que l'on voit figurer dans les annonces et qui sont prônés par les commères sont dangereux, parce qu'ils peuvent amener une inflammation,

DIX-SEPTIÈME ENTRETIEN.

Nous avons terminé cette partie de l'hygiène qui traite de l'influence des agents extérieurs sur notre corps, de tout ce qui agit sur lui d'une manière physique, c'est-à-dire appréciable à nos sens, c'est la partie matérielle de l'hygiène et de notre enseignement. Notre tâche n'est pas achevée, et, pour compléter notre étude, il nous reste à vous faire connaitre l'influence sur le corps d'un principe immatériel qui donne la vie. Les animaux sont composés de sens et d'organes mis en jeu par un principe inconnu dans son essence, appréciable par ses effets et que l'on désigne sous le nom de principe vital. L'homme a de plus un autre principe supérieur qui a reçu le nom d'âme.

L'existence de l'âme n'a pas besoin d'être prouvée : n'avons-nous pas tous le sentiment de notre dignité, de notre supériorité sur tous les autres animaux, de cette puissance qui nous rend maîtres de la terre ? Il est évident pour tout homme de bonne foi que ces avantages ne sont pas dus seulement à la perfection de notre organisation matérielle, puis-

que beaucoup d'animaux nous sont supérieurs par leur force
et le développement de certains sens. L'homme n'est donc
infiniment au-dessus de tous les autres êtres que par son
âme.

L'âme, quoique bien supérieure par sa nature aux agents
physiques, a, comme eux, de l'action sur le corps humain et
peut le rendre malade ; elle est le moteur du corps, elle lui
dicte ses mouvements ; elle détermine tous nos actes ; son
union avec le corps est tellement intime, qu'ils sont solidaires
entre eux, et de même que, dans l'état de maladie du corps,
les facultés de l'âme sont plus ou moins affectées, de même
quand l'âme est troublée, le corps en subit une fâcheuse influence. C'est ce qui a été souvent étudié et traité sous ce
titre : *Influence du moral sur le physique*, et il est généralement reconnu que cette influence est l'origine du plus grand
nombre de nos maladies.

Puisque l'âme et le corps ont des rapports si intimes entre
eux, je dois m'occuper de l'hygiène de l'âme et vous dire son
action sur le corps ; vous comprendrez comment il faut régler
ses mouvements, c'est-à-dire comment il faut se conduire
pour conserver la santé.

Si cette nouvelle étude devait paraître difficile aux hommes
de labeur, étrangers aux subtilités de la science, je dirais : ne
négligez pas l'occasion de connaître la vérité dans une question si importante ; je vais essayer de la mettre à la portée
de tous, ce n'est pas difficile, il ne faut qu'un peu d'attention
et de bon vouloir, car il a été donné à chaque homme un fonds
de bon sens qui lui permet de sentir qu'il a une âme, comme il
sait qu'il a un corps et des sens. L'étude de l'âme est, comme
celle des corps matériels, l'étude de ses propriétés. La forme,
la couleur, l'étendue, etc., constituent les caractères qui les

rendent appréciables à nos sens; l'âme se manifeste par l'intelligence, la sensibilité et la liberté : nous en avons tous la conscience, il s'agit seulement de les observer dans leurs effets pour ne pas pouvoir douter de la présence en nous d'un moteur spirituel. La nécessité de son existence comprise par notre raison, lorsqu'elle n'est pas altérée par des sophismes, nous donne un degré de certitude sur l'existence de l'âme, qui égale au moins celle que nous donnent les sens pour les choses matérielles.

Pour rendre cette étude plus facile, nous diviserons les facultés de l'âme en deux classes : *Facultés intellectuelles et facultés morales.*

HYGIÈNE DES FACULTÉS INTELLECTUELLES.

Les facultés intellectuelles comprennent un grand nombre d'opérations de l'esprit : l'attention, la comparaison, le jugement, la mémoire, etc. L'hygiène de chacun de ces attributs de l'intelligence, envisagée séparément, ne présenterait que des nuances difficiles à saisir et sans utilité ; nous réunirons donc, sous le nom de facultés intellectuelles, tout ce qui tient à l'intelligence et à l'esprit qui n'est qu'une variété de l'intelligence.

C'est par l'effet de l'intelligence que les hommes inventent et créent les merveilles des arts et des sciences ; c'est elle qui, marchant dans les voies de la Providence, dévoile de temps à autre quelques-uns des mystères de la nature dont profite l'humanité ; c'est à elle aussi que les sociétés civilisées doivent leur bien-être et leur supériorité sur celles qui négligent la culture de cette faculté de l'âme ; c'est enfin par son développement graduel et continu que l'homme et la société sont perfectibles, c'ést-à-dire avancent chaque jour dans la voie du progrès, caractère distinguant profondément l'humanité de tous les animaux qui ne peuvent sortir du cercle dans lequel ils ont été enfermés par l'instinct donné à chaque espèce.

L'intelligence dont nous sommes doués n'a pas en chacun de nous la même portée : chacun reçoit avec la vie une étendue et une nature d'esprit différentes ; il n'est pas plus de ressemblance entre l'esprit des hommes qu'entre leur taille et leur physionomie. Cette variété des facultés intellectuelles était nécessaire pour satisfaire aux vues de la Providence qui a voulu que chacun de nous eût une mission différente à remplir dans la grande famille de l'humanité. Ainsi vous comprendrez qu'il est de notre devoir de développer cette intelligence pendant l'enfance et le jeune âge, et de continuer à la cultiver pendant toute la vie. Il n'est pas donné à tous d'atteindre les hautes régions de la science, c'est un privilége accordé par le Créateur, mais tous peuvent et doivent augmenter la mesure de l'intelligence qui leur a été départie, et tous doivent en faire un bon usage pour leur utilité personnelle et dans l'intérêt de leurs semblables.

Ces principes posés, faisons-en l'application à notre enseignement.

C'est par les sens qu'arrive à notre esprit la connaissance des choses extérieures : ainsi la vue, l'ouïe, le toucher, nous servent à percevoir la couleur, le son et certaines propriétés des corps ; telle est, avec les idées innées, celles que nous devons à notre nature spirituelle, l'origine de toutes nos connaissances premières. L'intelligence, mise en jeu par les sensations, se développe en même temps que les sens ; elle continue à s'accroître par l'instruction qui est le seul moyen de cultiver cette belle prérogative. Je suis amené par là à vous faire remarquer quel prix on doit attacher à l'instruction des enfants, et quel soin il faut mettre à leur donner cet élément de grandeur, de puissance et de liberté. L'âge de l'enfant ne comporte qu'une certaine somme d'instruction, car le cerveau, qui est l'instrument matériel de l'intelligence, comme tous les autres organes, lorsqu'il est trop excité, se fatigue et devient malade; si, au contraire, on le laisse dans l'inertie par défaut d'exercice intellectuel, il s'affaiblit et s'engourdit comme un membre sans activité; d'un autre côté, le cerveau présidant au jeu de nos organes, quand il souffre, ceux-ci souffrent pareillement.

A cause de l'importance de ce sujet, je veux vous donner ici quelques conseils.

C'est à l'âge plus spécialement consacré à l'instruction, pendant la jeunesse, que se font surtout sentir les inconvénients de l'excès du travail intellectuel. L'émulation, qui profite si puissamment à l'instruction, alors qu'elle reste dans de saines limites, peut devenir funeste à certains jeunes gens plus ambitieux que robustes, ou que des parents aveugles excitent à un travail forcé. D'une excitation cérébrale trop prolongée résulte une irritabilité qui prédispose à un grand nombre de maladies, et particulièrement aux maladies nerveuses, si longues, si douloureuses et, disons-le, si fréquentes aujourd'hui. En outre, par suite du trouble qu'occasionne la fatigue du cerveau, les organes, ceux même qui ne sont pas sous sa dépendance immédiate, peuvent être affectés : ainsi la digestion, la respiration et la nutrition se font d'une manière incomplète, et de là encore la source de nombreuses maladies qui rendent la vie pénible et en abrégent la durée.

Quand, au contraire, on néglige le développement de l'intelligence, c'est-à-dire l'instruction qui est son aliment essentiel, surtout pendant le jeune âge, l'homme reste incomplet et dans un état d'infériorité qui le rend incapable de remplir dans la société le rôle qui lui a été assigné par la Providence ; il perd ainsi le premier titre dont l'homme ait à se glorifier, celui d'être intelligent ; il est privé de toutes les nombreuses jouissances que donne l'instruction, et devient incapable de gouverner même ses intérêts les plus simples ; et ce n'est pas encore le seul résultat fâcheux de cette inertie de l'intelligence, la physionomie elle-même se modifie et trahit par sa grossière expression la rudesse de l'âme inculte et quelquefois l'idiotisme ; enfin, l'absence d'action intellectuelle laisse le corps dans un état d'engourdissement qui ne peut être que funeste à la santé.

La santé, qui constitue principalement le bonheur matériel, est intéressée à la culture de l'esprit, et nous devons nous attacher à conserver entre ces deux principes de notre être, le corps et l'âme, l'harmonie la plus parfaite, tout en soumettant le principe inférieur, qui est le corps, au principe supérieur, qui est l'âme : il vous a été démontré que si la culture forcée de l'intelligence peut user prématurément, une intelligence complétement négligée laisse le corps dans un état d'infériorité, de langueur qui n'a pas moins d'inconvénients.

HYGIÈNE DES FACULTÉS MORALES.

Il ne suffit pas, pour être un homme complet et conserver sa santé, d'avoir un corps sain, bien constitué et une intelligence bien développée ; il faut encore donner une bonne direction à ces autres facultés de l'âme que nous avons désignées sous le nom de facultés morales.

L'homme doit ses facultés morales à la sensibilité qui, vous le savez, est comme l'intelligence une propriété de l'âme. Ne confondons pas cette sensibilité avec celle qui nous est commune avec les animaux et qui n'a de rapport qu'avec nos sens. La sensibilité de l'âme proprement dite est indépendante de tout ce qui est matériel. C'est par l'effet de la sensibilité animale que nous apprécions les propriétés physiques des corps, leur pesanteur, leur couleur, etc; c'est par l'effet de la sensibilité de l'âme que nous connaissons la valeur morale des choses immatérielles, le bien et le mal : la sensibilité de l'âme éclaire nos actions, soit qu'elles aient pour but l'intérêt de notre conservation, nos rapports avec les autres hommes ou ce que nous devons à notre Créateur ; elle est la partie essentielle de l'homme, puisqu'elle préside à tous ses actes et qu'elle détermine la manière d'être de chacun, son caractère distinctif.

Rappelons ici que l'homme est libre, pour qu'il soit bien compris que nous sommes maîtres de nos actes, et par suite responsables envers nous-mêmes par rapport à notre santé. Cette liberté est, comme l'intelligence et la sensibilité, une propriété de l'âme; il ne faut pas la confondre avec l'instinct qui permet aux animaux de distinguer ce qui leur est utile ou nuisible, dans l'intérêt de leur conservation, instinct qui leur a été donné dans la mesure nécessaire pour atteindre le but de leur nature; tandis que la liberté de l'âme chez l'homme est complète; elle accompagne et dirige toutes ses actions, elle est enfin indépendante de toutes contraintes extérieures.

Donc, si, par le sens moral, nous avons connaissance du bien et du mal, par sa liberté, nous avons le choix entre l'un et l'autre, et nous sommes responsables de nos actes envers Dieu, envers la société, et j'ajouterai, envers nous-mêmes, puisque de leur bonne ou mauvaise direction dépendent notre espérance dans l'autre vie et ici-bas notre santé.

Vous comprenez, j'espère, l'importance hygiénique des facultés morales ; je ne vous ai rien dit en dehors des principes, des connaissances que possèdent tous les hommes ; seulement on ne s'en rend pas toujours compte, on exerce ses facultés, sans chercher à comprendre leur origine, leur nature et leur portée. Cette indifférence n'est pas sans inconvénients : figurez-vous un ouvrier se servant d'un outil ou d'une machine dont il ignore la composition ; il les dérange et les détériore, il n'en tire pas au moins le meilleur parti ; il en est de même de l'homme qui n'a pas appris à connaitre les attributs de ses propres facultés, il les gouverne mal et les laisse s'égarer dans une mauvaise direction.

Le trouble des facultés de l'âme agit directement sur le cerveau, et lorsqu'il provient de secousses violentes et prolongées, il peut déterminer ces maladies mentales si dignes de pitié, la manie, la démence et la folie. Cet état anormal de l'âme, par la réaction du cerveau sur nos autres organes, porte le désordre parmi eux et les rend malades. Le cœur, l'estomac et le foie paraissent plus particulièrement sous l'influence des affections morales ; l'impression éprouvée par ces organes, quoique indirecte, est tellement évidente que les médecins croyaient autrefois qu'ils étaient le siége de certaines sensations morales ; on dit encore, dans le langage ordinaire, que l'on souffre au cœur quand on a de la peine, que le chagrin serre l'estomac. Ces expressions employées par tout le monde indiquent qu'il est bien connu que les émotions morales peuvent produire une altération profonde sur certains organes et compromettre la santé.

Il est donc d'une haute importance de bien diriger les facultés morales ; nous allons, pour mieux les étudier, les ranger dans une classification qui, si elle n'est pas scientifique, aura du moins l'avantage de faire saisir plus facilement l'ensemble des principales questions de l'hygiène morale.

1° Du sens moral qui préside aux besoins physiques du corps : nous considérerons son influence sur l'alimentation, sur les soins extérieurs du corps, puis nous terminerons l'examen de ce sens conservateur agissant par la prévoyance ;

2° De l'influence des sens externes sur les facultés morales ;

3° De l'influence du sens de la conservation de l'espèce ;

4° Du sens moral qui préside à la conservation de la dignité humaine ;

5° Du sens moral qui nous met en rapport avec Dieu.

Je demande toute l'attention du lecteur pour l'étude d'un sujet qui intéresse si fortement chacun de nous dans sa propre personne, dans ses facultés supérieures, dans ses rapports avec ses semblables et même avec son Créateur ; n'oubliez pas que la santé est également intéressée à ce qu'une bonne direction soit donnée à ces facultés.

DIX-HUITIÈME ENTRETIEN.

DU SENS MORAL DE L'HOMME QUI PRÉSIDE À LA CONSERVATION PHYSIQUE DE L'HOMME.

L'homme éprouve des sensations internes qui l'avertissent
des divers besoins du corps, et le portent à mettre en activité
certaines fonctions organiques nécessaires à la conservation
de la vie. La Providence a attaché à l'exercice de ces fonctions, c'est-à-dire à la satisfaction de ces besoins physiques,
une jouissance sensuelle qui en assure l'accomplissement.
L'instinct produit le même effet chez l'animal; il a faim, il
mange; il a soif, il boit; quand il est rassasié, il s'arrête.
L'homme, nous devons le répéter encore, l'homme est libre ;
il peut obéir ou ne pas obéir à ses besoins instinctifs; il peut
les satisfaire dans les limites de la sobriété, comme leur ré-

sister et faire abstinence. Malheureusement il peut aussi outre-
passer les besoins par gourmandise ou intempérance ; il en
arrive ainsi quand, au lieu de boire seulement pour apaiser
la soif et aider la digestion, on fait abus de boissons alcooliques pour flatter l'organe du goût. Or, ce sens n'est jamais
rassasié, plus on lui donne, plus il demande ; il finit bientôt
par se blaser, et exige des excitants plus forts pour réveiller
l'engourdissement occasionné par l'abus des boissons enivrantes. L'excès dans le manger, cette autre perversion du
sens moral conservateur, que l'on nomme gourmandise, n'a
pas moins d'inconvénients pour la santé.

L'homme qui s'adonne à ces vices se dégrade moralement;
il fait servir à sa honte et à son abrutissement des éléments
destinés à augmenter son énergie, et trouve les langueurs de
la maladie au lieu de la vigueur de la santé.

Ainsi, ce n'est jamais sans de funestes effets et une punition immédiate qu'on manque aux préceptes moraux qui rè-
glent la satisfaction des besoins qu'éprouve notre corps pour
sa conservation physique.

L'ivresse, effet immédiat de l'abus de certaines boissons,
montre quelle perturbation elles produisent dans nos plus nobles
facultés, puisque l'homme ivre est privé de sa raison. L'habitude de ce vice entraîne des congestions, des altérations de
l'estomac et des intestins, elle mène vite aux infirmités et à
une mort prématurée.

Les effets de la gourmandise sont également funestes à la
santé. Une nourriture trop abondante et trop succulente fatigue l'estomac, le rend malade et finit par l'user. Il y a plus
de maladies dues à l'excès qu'à l'insuffisance de la nourriture.

Un autre besoin du corps est d'être protégé contre les variations atmosphériques. La Providence ne nous a pas fourni, comme aux animaux, un vêtement naturel ; elle nous a donné le sentiment de ce besoin, et l'intelligence pour le satisfaire, et vous n'avez qu'à obéir à ces guides. L'homme ne laisse à découvert que le visage, qui est l'expression de tout son être, et les mains, dont le libre usage lui est continuellement nécessaire. Je n'ai plus à parler ici des vêtements, mais je rappellerai seulement que pour satisfaire aveuglément les exigences de la mode, vous vous exposez à comprimer des organes qui ont besoin de liberté pour exécuter leurs fonctions, et aussi à ne pas garantir convenablement certaines parties du corps contre le froid et l'humidité, et que par suite vous pouvez compromettre votre santé.

Nous venons d'exposer les effets du sens moral conservateur des besoins matériels du corps; il en est encore un autre qui consiste dans la prévoyance, et dont je dois vous parler avec quelques détails.

La prévoyance, vous le savez, nous porte à faire des provisions, des économies pendant que nous sommes jeunes et bien portants, en prévision de nos besoins pendant la vieillesse et la maladie. Elle est tellement naturelle et nécessaire pour la conservation de l'individu qu'elle a été donnée aux animaux sous forme d'instinct. Ne voyez-vous pas dans nos champs, dans nos bois mille insectes prévoyants ramasser pendant l'été la nourriture de l'hiver?

La prévoyance, comme toutes les autres manifestations de l'âme, est sous la dépendance de notre volonté; nous sommes libres de diriger ce sentiment d'une manière utile à notre santé, de l'exagérer ou de le négliger. Je vais vous apprendre ces divers effets au point de vue de l'hygiène.

C'est par la prévoyance que l'homme, portant sa pensée au

delà du moment présent, songe à l'avenir et pourvoit à ses besoins : il sait que les ressources personnelles lui manqueront, et il prépare ainsi le repos de sa vieillesse ; et déjà cette prévision est une jouissance et la récompense immédiate de son travail. Le gouvernement, aidé par les efforts individuels d'une société chrétienne, encourage le développement de ce sentiment dans les masses par les sociétés de secours mutuels et les caisses de prévoyance et de retraite pour la vieillesse. Il faut profiter des moyens mis si généreusement à votre disposition.

L'exagération de la prévoyance devient avarice, passion honteuse qui rend l'homme inutile à la société. Celui qui en est possédé recherche la richesse, non plus pour les avantages qu'elle procure, mais pour la matière elle-même. L'avare fait son dieu de son trésor, c'est là sa seule pensée ; il est étranger à tous les bons sentiments ; il se livre à un travail excessif, il s'impose des privations pour satisfaire sa passion insatiable, il est rongé par l'inquiétude de perdre et de quitter l'objet de son unique affection : de là des tourments et des insomnies qui réagissent sur sa santé. C'est ainsi que vous voyez le plus souvent un avare avec un corps grêle, une figure décharnée et une expression soucieuse et maladive.

L'imprévoyance, qui conduit à la prodigalité, est beaucoup plus commune que l'avarice. C'est être prodigue que dépenser follement les ressources du présent ou les appliquer à des plaisirs sans but utile. Le prodigue néglige son travail, il entame bientôt, absorbe son patrimoine, et ensuite le produit du travail de sa famille ; puis viennent la misère et le désordre qui en sont presque inséparable. Placés dans cette voie, l'homme est écrasé par ses privations personnelles (car il ne parviendra pas plus que l'avare à satisfaire ses désirs), par

les sacrifices qu'il impose autour de lui, et enfin par les remords
trop tardifs. Tout cela conduit inévitablement à de graves maladies et à une fin prématurée.

Une autre aberration du sens moral de l'imprévoyance
porte l'homme par l'appât d'un gros bénéfice à exposer son argent dans des jeux ou des loteries, ou à le risquer dans des
entreprises commerciales plutôt hardies que sûres. Pauvres
malheureux ! il n'y a pas de repos pour eux ; ils tentent successivement tout et épuisent dans ces luttes avec le hasard les
forces qui leur avaient été données pour en faire un plus
utile et plus noble usage. Ce trouble profond et incessant de
l'âme réagit sur le corps et contribue au développement de
nombreuses maladies. Ajoutons, pour compléter ce tableau,
que les déceptions continuelles poussent trop souvent ces
malheureux au suicide.

INFLUENCE DES SENS SUR LES AFFECTIONS MORALES.

Nous avons traité des soins qu'il est nécessaire de donner aux
sens pour conserver leur activité et leur finesse ! Ces sens étant
nos seuls moyens de communication avec le monde extérieur,
c'est par leur intermédiaire que l'âme reçoit les sensations
qui l'impressionnent et la portent, suivant leur nature, vers le
bien ou le mal. Le moral est d'abord atteint, puis, par réaction, le physique ne tarde pas à être altéré. Nous avons un
double intérêt à ce que notre âme ne reçoive par les sens que
de bonnes et saines impressions. Quelques exemples rendront
plus évidente cette influence des sensations sur la santé.

Le sens de la vue nous procure des émotions qui élèvent
l'âme, lorsqu'il se porte sur quelques merveilles de la nature et sur un chef-d'œuvre exécuté par les hommes ; l'âme

10

est attendrie et agréablement émue, lorsque ce même sens la fait assister à une bonne action ; elle est blessée, au contraire, quand elle est impressionnée par des scènes de colère, de débauche.

Il peut arriver aussi que l'âme s'habitue à de pareils tableaux ; alors elle ne les évite plus et finit par y trouver une certaine jouissance : c'est une véritable dégradation ou maladie du sens moral.

Ce que je viens de dire du sens de la vue peut s'appliquer à tout autre sens. Nous avons déjà parlé du sens du goût, si favorable à tout notre être quand il est maintenu dans de saines limites, et qui devient si funeste dès qu'il est altéré par l'excès. Nous recevons par l'audition de nombreuses et profondes impressions. Tout le monde sait l'influence de la musique qui peut calmer, adoucir ou exciter notre âme. C'est aussi par ce sens que nous arrivent les bonnes ou mauvaises paroles, les bons ou mauvais conseils qui nous portent au bien ou au mal et fortifient ou altèrent notre moral.

Nous ne sommes certainement pas toujours maîtres des impressions qui nous arrivent par les sens ; cependant, ayant le sentiment du bien et du mal, avec la liberté de résister ou de céder, selon notre appréciation raisonnée, nous pouvons et nous devons repousser les mauvaises impressions, recevoir et rechercher les bonnes. Si c'est pour nous une nécessité et un devoir rigoureux de faire un bon usage de nos sens, nous sommes bien ennemis de nous-mêmes, bien coupables, quand nous cédons aux funestes entraînements qui nous arrivent par ces voies ! Le plus souvent, nous trouvons dans ce monde la récompense ou la punition du choix que nous avons fait par la jouissance ou par la perte de notre considération et de notre santé ; et s'il en est quelquefois autrement, rappelez-vous

que Celui qui nous éprouve nous tiendra compte dans l'autre
vie de l'usage que nous aurons fait ici de nos sens.

Il est encore une sensation déterminée par la souffrance du
corps, dont je dois vous parler parce qu'elle est essentiellement conservatrice : c'est la douleur physique. Cette douleur
est l'indice d'une altération matérielle, c'est le cri du corps
qui souffre, et la souffrance exprime le besoin de la santé;
c'est une demande de secours du corps à l'âme, il faut en
tenir compte. Ainsi, quand vous éprouvez un malaise qui
rend pénibles les travaux ordinaires, s'il ne provient pas d'accidents passagers, il peut être le précurseur d'une maladie
prochaine; c'est un avertissement auquel il ne faut pas
résister.

Il n'est pas à craindre, qu'à l'exemple de certaines personnes oisives, vous soyez préoccupés de douleurs purement
imaginaires, ou, qu'exagérant des souffrances peu importantes,
vous passiez votre vie à redouter un mal dont on peut ainsi
hâter la venue et qui, dans tous les cas, rend la vie triste et
pénible. A vous, hommes de rudes travaux, le meilleur conseil à donner, c'est de vous mettre en garde contre l'insouciance du danger ou contre une prétendue nécessité de travailler, et d'aviser, sans délai, aux moyens de prévenir
ou de guérir une maladie que la souffrance vous révèle à
son début, alors que la guérison est encore facile.

INFLUENCE DU SENS DE LA CONSERVATION DE L'ESPÈCE.

C'est l'amour maternel et paternel qui préside à la conservation de l'espèce humaine. Ce sentiment donne les jouissances
les plus douces et les plus pures; avec la réciprocité de
l'amour filial, il procure les plus heureuses émotions qui

puissent charmer le cœur; ces jouissances de famille sont la source féconde de consolations et d'espérances aussi utiles au corps qu'à l'âme par le bien-être qu'elles nous causent.

Les animaux ont, pour assurer la conservation de leur espèce, un instinct qui répond à notre sens moral : il les porte à bien soigner leurs petits, à les élever avec une sollicitude admirable; mais, quand l'animal a grandi, quand l'instinct lui a révélé qu'il peut se passer des soins de ses parents, il les quitte sans souvenir du passé, et, eux-mêmes ne sentant plus la nécessité de protéger leur petit devenu fort, l'abandonnent sans regret; l'instinct a rempli sa loi, et voilà tout. L'homme, au contraire, qui est régi par un sentiment plus noble, donne et reçoit avec amour les soins de la famille; quand le temps de la faiblesse est passé, il se souvient que le bienfait de l'existence, après Dieu, il le tient de ses parents, et c'est une dette qu'il paye par une reconnaissance tendre et pieuse qui ne finit qu'avec sa vie.

Ce sens moral, source d'un véritable bonheur, et dont l'exercice a une si grande et si heureuse influence pour la conservation de l'espèce et l'éducation des enfants, peut, comme les autres, être exagéré, perverti ou affaibli.

L'exagération a sa source dans une tendresse aveugle, inintelligente, qui empêche les parents de refuser à leurs enfants ce qui peut leur nuire et de réprimer leurs caprices. La moindre conséquence de cette funeste faiblesse est de laisser croire aux enfants qu'ils doivent obtenir tout ce qu'ils désirent, et qu'il n'y a pour eux ni impossibilité, ni danger. Capricieux, désobéissants, mal élevés, ils sont un sujet continuel d'inquiétudes et de chagrins. Malades, ils deviennent intraitables, sont exposés à périr sans secours, sous les yeux de leurs parents en proie à de tardifs remords. Ces défauts des enfants deviennent les germes de vices qui, se développant avec l'âge, compromettent l'avenir et la santé.

L'affaiblissement, l'absence et la perversion de ce sens moral sont plus rares que son exagération. Il est tellement contre nature de ne pas aimer ses enfants, qu'il est impossible d'expliquer cette monstruosité autrement que par une maladie profonde de l'âme. L'abrutissement causé par un vice habituel comme l'ivrognerie et la débauche ôte à l'âme toutes ses facultés et la pervertit. Dans ces conditions anormales, tous les bons sentiments lui sont étrangers, et que peut alors devenir l'amour paternel? Les enfants sont abandonnés et quelquefois sacrifiés par le crime. Mais n'insistons pas sur des maux dont la réprobation de la société et les sévérités de la loi suffisent à inspirer l'horreur.

DU SENS MORAL QUI ÉTABLIT NOS RAPPORTS AVEC LA SOCIÉTÉ.

Les êtres qui, pour vivre et se défendre, ont besoin du secours de leurs frères, ont été pourvus, les animaux d'un instinct spécial, les hommes d'un sens moral qui les portent à se rapprocher les uns des autres et à vivre en société. Si les premiers obéissent à cette loi de leur nature en concourant nécessairement à une action commune, il n'en est pas de même chez l'homme qui est libre et qui peut résister à l'inspiration de ce sens moral. Dieu, dans l'intérêt de la conservation de l'homme, lui fait un commandement de ce qui est pour lui une nécessité inhérente à sa nature. Il fait plus encore en attachant à l'accomplissement de ce devoir des jouissances, comme celles que nous procurent les bonnes relations sociales, et en promettant à ceux qui le pratiquent dignement, des récompenses éternelles. A ces caractères vous reconnaissez l'amour du prochain, que la religion met au nombre des vertus chrétiennes sous le nom de charité.

Notre intérêt personnel nous rapproche, comme par nécessité, les uns des autres; notre raison nous dit de ne pas faire de mal à autrui pour que rien de mal ne nous soit fait à nous-mêmes; et, au contraire, d'être utiles et agréables à tous, pour être payés de retour. Le véritable amour du prochain va plus loin : il rend l'homme bon et obligeant sans avoir en vue la réciprocité. La satisfaction intime qui lui donne la paix de l'âme, si favorable au corps, lui suffit. Le développement de ce sens moral stimulé par la doctrine chrétienne détermine la fondation de ces sociétés religieuses créées pour adoucir les maux qui nous assiégent depuis le berceau jusqu'à la fin de la vie; elles vont chercher la misère partout où elle se trouve; elles se multiplient pour découvrir les malheureux et en prendre soin comme d'un trésor. Ayons un profond sentiment de vénération pour ces religieuses qui, empressées d'obtenir les récompenses célestes, vont chercher la mort pour conserver la vie des autres; elles portent leur dévouement dans les pays les plus insalubres, et vont suivre nos soldats sur les champs de bataille. Comme chrétiens, admirons aussi ces missionnaires qui vont porter les lumières de la foi dans des climats meurtriers, à des hommes à peu près sauvages, s'exposant à une mort prématurée et presque certaine.

L'amour de la patrie, ce sentiment si profond et si général dans notre pays, est un dérivé de l'amour du prochain; vous savez quels miracles il enfante, vous savez aussi quelle flétrissure s'attache au nom des traîtres.

Il faut nous tenir dans des sphères moins hautes. Disons seulement : l'amour du prochain, qui produit les bonnes relations entre voisins et amis, porte à se secourir mutuellement dans la peine, à s'aider dans les travaux, à s'assister par des conseils et des consolations dans la douleur, ne serait-ce que par une bonne parole ou un serrement de main affectueux. Ainsi tous peuvent exercer la bienfaisance et la charité.

Par l'action de cette vertu, l'âme émue d'une manière si douce et si bienfaisante se dilate; le corps en reçoit une heureuse et utile influence. En voulez-vous un exemple? Regardez les personnes connues par leur charité, les qualités de leur âme se peignent sur leur physionomie qui exprime le calme, la sérénité, la douce satisfaction : voilà le prix du contact des bonnes œuvres.

Pourquoi donc, au lieu de cela, voit-on cette sorte de bonheur négligée et remplacée par les plus pénibles sentiments? Pourquoi ces haines, ces jalousies qui engendrent des querelles, des procès et donnent au corps une agitation chagrine, désespérée? Dieu a-t-il voulu, pour punir aussitôt ces dispositions si contraires à la charité et si nuisibles à la société, que nous souffrions nous-mêmes du mal que nous faisons aux autres? Ce que j'écris, ne l'ai-je pas observé mille fois, et c'est au médecin surtout qu'il est donné de juger des déplorables excès que produit parmi les hommes l'absence du sens moral qui se rapporte à l'amour du prochain.

Cet état de dépravation ne se borne pas à amener les haines et les jalousies, il entraîne presque toujours l'égoïsme, c'est-à-dire l'amour de soi-même à l'exclusion de tous autres.

L'égoïste reste insensible à toutes les nobles émotions; le malheur des autres ne le touche nullement; il rapporte tout à lui, il n'aime personne; en revanche, la société qui n'a rien à attendre de lui, le repousse et lui refuse toute jouissance, toute consolation. Ainsi isolé, l'homme est dans une situation contre nature; il est malheureux et se trouve dans des conditions contraires à sa santé.

_L'amour exagéré du prochain, remarquons-le, porte à des actes qui profitent à la société, et, sauf quelques cas particuliers, tout notre être se trouve bien de la pratique des bonnes actions envers le prochain.

C'est le même sentiment qui est exalté par certains politiques sous le nom de fraternité. Il est regrettable que ce nom si beau, si digne d'être populaire, qui nous vient du Christ, ait été indignement exploité par des hommes de révolution, par des factieux; il a servi à masquer d'exécrables crimes, et, dans nos annales, ce mot, au lieu de répondre à des sentiments humains et religieux, réveille en nous des souvenirs lugubres et menaçants.

Développez en vous la fraternité, mais qu'elle soit noble et vraie, sans arrière-pensée de révolutions sociales, le bonheur de tous y est intéressé.

DIX-NEUVIÈME ENTRETIEN

Du sens moral qui nous ,porte à conserver notre dignité. — Du sens moral qui établit nos rapports avec le Créateur. — Un mot sur l'éducation des enfants

Toutes les facultés morales dont nous nous sommes occupés dans le dernier entretien se rattachent à la conservation de l'homme. Nous avons fait remarquer qu'elles se rencontrent chez les animaux sous forme d'instinct, et que l'énorme différence entre le sens moral et l'instinct consiste en ce que le sens moral est libre et rend l'homme maître de ses actions, tandis que l'instinct est lié aux besoins organiques, et fait de l'animal un être sans volonté, un esclave.

Quant aux sens moraux qui nous restent à étudier, ils n'ont aucun analogue chez les animaux : ce sont les sens qui président d'une part à la dignité humaine, et d'autre part à nos rapports envers Dieu.

Ces deux sens moraux ne sont pas mis en jeu, comme les précédents, par les besoins matériels; leur stimulant est intérieur et vient de l'âme elle-même; en conséquence, c'est par un mouvement spontané de l'âme que s'opèrent leurs manifestations. Si ces sens moraux n'ont dans le corps aucun organe qui leur corresponde plus particulièrement et dont l'action puisse être troublée, ils peuvent cependant être mal dirigés, de manière à altérer la santé par la perturbation de notre organisation; c'est pourquoi l'étude de ces facultés de l'âme entre également dans le domaine de l'hygiène.

SENS MORAL QUI NOUS PORTE A CONSERVER NOTRE DIGNITÉ.

L'amour du prochain, ce sens moral sur lequel reposent les relations des hommes entre eux, est fortifié et complété par celui qui nous donne le sentiment de la dignité humaine. L'homme pénétré des obligations que lui impose la nature supé-rieure, spirituelle de son essence, sait mieux que tout antre non-seulement ce qu'il se doit à lui-même, mais aussi ce qu'il doit à ses semblables; ce sens est donc éminemment social.

Or ce sentiment qui nous fait comprendre la valeur de notre personnalité, constitue l'amour-propre; il est essentiellement conservateur de la dignité de notre âme; il exerce près d'elle la surveillance dont sont chargés les autres sens moraux par rapport à nos besoins matériels.

L'amour-propre, dans certaines limites, porte l'homme à agir toujours aussi honnêtement, qu'il soit seul, en famille ou en public; il ne se livre à aucun acte, ne fait aucun geste, ne dit aucune parole qui ne soient convenables, parce que, toujours, cet homme se sent en face de sa propre dignité qu'il respecte. Celui qui en est bien pénétré n'a pas une hauteur blessante pour ses inférieurs, ni une bassesse honteuse pour ceux qui sont au-dessus de lui; il sait commander et obéir sans arrogance et sans faiblesse; respectueux envers ceux à qui il doit du respect, il est honnête et poli avec tous, et s'acquiert ainsi l'estime et l'affection des personnes qui ont des relations avec lui.

Au contraire quand l'amour-propre n'est pas contenu dans

de sages limites, il devient un défaut antisocial, insupportable à tous, et nuisible à celui qui en est possédé, car nos
vices sont nos maîtres. Vous avez déjà nommé l'orgueil. L'orgueil nous donne une trop haute idée de nous-mêmes, nous
trompe sans cesse, et nous porte à des actions blamables et
ridicules. L'orgueil conduit à l'égoïsme, car on ne peut s'élever au-dessus des autres sans les rabaisser à son profit. L'orgueil c'est la haine de la supériorité, le dédain de l'égalité et
le mépris de l'infériorité. Ce sentiment, qui n'est autre chose
qu'une dépravation de l'amour-propre, peut se caractériser
ainsi : il est faux, inhumain et funeste. Il est faux, car il ne
peut entrer dans les vues de la Providence, comme il est contraire au bon sens, que nous soyons tous au premier rang,
tous des hommes supérieurs ; il est inhumain, car il amoindrit
tout ce qui lui est étranger, et ne fonde son élévation que sur
l'abaissement des autres ; enfin il est funeste, car il est la
source d'amères déceptions, et celui qui est sous l'empire de
ce vice est aussi méprisable qu'il est à plaindre. Or comment
se pourrait-il que le bonheur existât avec des déceptions continuelles, et que notre pauvre corps restât en santé quand
d'aussi puissantes causes d'impressions pénibles l'assiégent
sans cesse? Comme exemple d'influence fâcheuse de ce vice,
je vous dirai seulement que le plus grand nombre des aliénés
sont atteints de folie orgueilleuse.

La vanité est une forme de l'amour-propre exagéré et perverti, qui porte à vouloir attirer les regards et les hommages
des autres ; elle est la source d'une foule de défauts et de
mauvaises passions ; elle conduit de degré en degré à tous les
désordres, les folles dépenses, le libertinage, les jalousies, etc.
Prenez-y garde, car si l'amour-propre bien entendu est éminemment conservateur de notre dignité, la vanité, qui en est

une déviation, nous entraîne loin de là, et nous livre à tous les vices.

L'absence de l'amour-propre conduit à l'insouciance, à la faiblesse morale qui se manifestent par des paroles puériles ou ridicules, par des distractions honteuses, par la débauche et l'ivrognerie. Ces désordres se reflètent sur l'extérieur de l'homme; il en porte l'empreinte sur ses vêtements sales, déchirés; ayant perdu le sentiment de sa dignité personnelle, il ne tient nul compte de l'estime publique qu'il méprise, et, comme il n'a plus de frein qui le retienne sur la pente du mal, il arrive ainsi au dernier échelon de la dégradation. Vivre dans un milieu pareil, c'est courir toutes les chances d'une mauvaise santé.

SENS MORAL QUI ÉTABLIT NOS RAPPORTS AVEC LE CRÉATEUR.

Le sens moral d'où nous vient l'idée d'un Être supérieur, créateur de toutes choses, répond comme les autres à un besoin de notre nature, seulement c'est un besoin spirituel, un instinct immatériel, une force invisible qui nous porte à reconnaître l'existence de Dieu. Nous sommes sa création, nous voyons la grandeur et la puissance de ses œuvres, nous voulons nous élever jusqu'à lui et nous sommes ainsi conduits à l'adorer et à le prier. Ce culte constitue la religion.

Le sentiment religieux a existé chez tous les peuples de la terre, dans tous les temps et tous les lieux. Certains hommes, et par suite certains peuples, se sont trompés sur l'objet de leur culte, mais ont cependant rendu hommage à un Être suprême. La généralité et la spontanéité de ce sentiment suffiraient pour prouver, au besoin, qu'il a été imprimé en nous

par Celui qui nous a créés, afin que nous puissions le connaître et le servir.

Bien que malheureusement ce sentiment soit très-affaibli
chez beaucoup d'hommes, jamais il n'est entièrement éteint;
il se réveille au fond du cœur à l'aspect des merveilles de la
nature, et, chez les âmes endurcies, par l'effet du danger ou
de quelque grand malheur. Ne voit-on pas chaque jour des
personnes, qui font si tristement profession de ne pas croire à
la religion, se convertir spontanément et reconnaître la main
de Dieu en présence de la mort?

Le sens moral religieux est mis en action par un besoin
inné de l'âme; il répond par sa source à la partie spirituelle
de l'homme, et par son but à Dieu.

Ceci posé, quels rapports peuvent donc lier la santé à ce
sens moral, et quels rapports unissent l'hygiène au sens religieux?

Le sens moral religieux modère et dirige les autres sens
moraux; il tend à les maintenir dans des limites convenables; quand il arrive, et cela a trop souvent lieu, que les sens
moraux qui président aux besoins du corps s'égarent, que les
passions nous entraînent dans une mauvaise voie, le sens
religieux, dans ces moments de révolution des autres sens,
peut seul dominer, s'il est écouté. La religion fournit le moyen
de prévenir les égarements.

L'Église apprend que celui qui n'obéit pas à ses préceptes sera puni, tandis que celui qui les observe sera récompensé. Quant à moi, comme hygiéniste, je puis dire que celui
qui suivra les préceptes de l'Église aura plus de chances de
conserver sa santé, parce qu'il ne fera aucun excès, et répri-
mera les passions qui la compromettent toujours.

Enfin le sens moral religieux a cela de particulier qu'il

tend à se développer à mesure que les autres s'affaiblissent. En vieillissant, les besoins matériels sont moins impérieux parce qu'ils ont moins d'activité. Nous approchons du terme de la vie et du jugement dernier ; par suite, nous nous détachons des liens qui nous retiennent ici-bas, et nos pensées sont plus occupées de la vie future. C'est ainsi que le sens religieux prend plus de force et domine. La maladie, les déceptions du monde, produisent le même effet chez beaucoup d'hommes ; aussi les accidents de la vie considérés comme des malheurs peuvent, au point de vue religieux, être regardés comme des épreuves utiles à ceux qui savent en profiter.

Pour terminer, je vous dirai que l'affaiblissement du sens religieux mène droit au relâchement des mœurs et à toutes les conséquences qui en résultent : misère, maladie et enfin désespoir. Ce dernier état de l'âme est sans contredit le plus funeste puisqu'il peut conduire l'homme privé de la foi à se soustraire à une vie qu'il s'est rendue insupportable, lui faire perdre ainsi le bonheur suprême en vue duquel il a été créé, et le précipiter dans sa damnation éternelle.

L'hypocrisie, c'est-à-dire la simulation d'une qualité qui n'existe pas, est toujours méprisable ; mais combien ne l'est-elle pas davantage quand elle s'applique à la religion, quand elle feint d'obéir au sens religieux qu'elle récuse : c'est un crime alors, et, si celui qui s'en rend coupable ne tombe pas sous les lois de la justice humaine, il y aura, pour le punir, une autre justice avec plus de foudres et de châtiments. La punition, d'ailleurs, ne se fait pas toujours attendre ; la vie inquiète que mène l'hypocrite, toujours occupé à retenir le masque de vertu qu'il s'est imposé, mais toujours tremblant de le voir tomber, est une source de tourments continuels et d'agitations morales et physiques : c'est encore là un vice que le corps nourrit d'un lambeau de sa chair.

Comme il peut se trouver parmi mes lecteurs des gens à qui le changement de conduite pourra déplaire, ils s'efforceront de croire que j'exagère le mal volontairement afin de les effrayer, que sais-je, pour le plaisir de les critiquer, de les moraliser, comme ils disent (car on leur est toujours suspect quand on leur parle morale). J'ai à cœur de mériter la confiance de ces hommes récalcitrants ; ce sont eux qui ont le plus besoin de connaître la vérité, et pour cela, je vais mettre sous leurs yeux quelques lignes d'un médecin qui a une grande autorité dans la science, c'est Bichat. Il écrivait pour des médecins, pou r des hommes qu'il n'aurait pu tromper ; il ne sera donc pas possible de contester son savoir ni de le soupçonner d'exagération. Il écrit dans un de ses ouvrages : « Rappro- « chez le temps où toutes les passions sombres (remarquez qu'il appelle passions ce que nous désignons sous le nom d'émotions), la crainte, la tristesse, le désir de la ven- « geance, semblaient planer sur la France, de celui où la « sûreté, l'abondance, y appelaient les passions gaies, si « naturelles aux Français ; rappelez-vous comparativement « l'habitude extérieure de tous les corps dans ces deux temps « si différents, et vous direz si la nutrition ne reçoit pas « l'influence des passions. Ces expressions : *sécher d'envie,* « *être rongé par le chagrin, être consumé par la tris-* « *tesse,* etc., n'annoncent-elles pas combien les passions ont « d'influence sur la santé du corps ? »

Je pourrais multiplier les citations sur ce sujet, nos ouvrages de médecine en sont remplis, tant il est vrai que, pour le médecin, toutes les émotions violentes ou prolongées sont des causes de maladies aussi évidentes que le sont les agents

physiques. Est-ce qu'une secousse morale violente, un accès
de fureur, une mauvaise nouvelle qui blesse nos affections ou
nos intérêts, ne rendent pas malades aussi bien qu'un refroidissement ou un excès de fatigue? Un chagrin profond et prolongé, des sentiments de haine, de jalousie, l'amour-propre
blessé et tant d'autres émotions n'agissent pas sur nos organes
comme un mauvais régime, un air malsain? De là des maladies de langueur que nous désignons sous le nom de maladies
chroniques.

En présence d'un pareil tableau, quel est l'homme raisonnable qui ne fera pas de sérieuses et utiles réflexions? Re-
cueillons-nous un instant et faisons-les ensemble.

Tous ces malheurs, toutes ces maladies résultant d'une
mauvaise direction donnée à nos facultés, on peut les éviter.
Nos fautes n'ont d'autre excuse que notre faiblesse et notre
mauvaise volonté. Nous avons la conscience du bien et du mal;
nous avons la liberté de nos actes; céder aux passions qui
sont des affections morales perverties, est donc une faute,
puisque, en succombant, nous étouffons le cri de la conscience
et de la raison.

Au nom de votre intérêt, cher lecteur, au nom de l'intérêt
de ce corps pour lequel je vous parle et dont la santé vous est
si précieuse, tenez compte de ces instructions, pensez-y, mé-
ditez-les pour les compléter, car ce que je vous ai dit ne touche qu'aux bases de la morale. D'ailleurs, les principes de
morale qui forment l'art de se bien conduire, entrent dans
l'éducation proprement dite, qui donne une bonne direction
à nos facultés morales, comme l'instruction a pour but le développement de nos facultés intellectuelles. Parmi les facultés
de l'âme, celles qui ont rapport à la conservation du corps se
manifestent dès l'enfance; celles qui répondent à la conserva-

tion de l'espèce ne viennent que plus tard ; celles enfin qui se rattachent à notre nature spirituelle doivent aller sans cesse en se perfectionnant, depuis l'âge de raison jusqu'à la fin de la vie. L'éducation doit donc commencer dès l'enfance, devenir de plus en plus active, à mesure que l'homme se fortifie, et continuer toujours.

Faites prendre racine à cette pensée dans votre esprit ; la destinée de vos enfants dépend de la direction qui aura été donnée à leurs facultés morales, tout est là. Faites donc en sorte qu'ils reçoivent une bonne éducation si vous les aimez sincèrement.

Je ne veux pas terminer cet entretien sans vous dire un mot sur les moyens d'arriver à cette bonne éducation dont l'importance est si évidente.

Exercez sur vos enfants une surveillance aussi soutenue que possible : un enfant abandonné à lui-même ne peut que se perdre ; ayez soin qu'ils ne voient que de bons sujets, qu'ils ne lisent que de bons ouvrages, car les mauvaises fréquentations et les mauvais livres sont les fléaux de notre siècle ; envoyez-les aux écoles avec exactitude, ils y puiseront l'instruction nécessaire au développement de leurs facultés intellectuelles qui doivent exercer sur leur vie une si grande influence ; conduisez-les vous-mêmes, le dimanche, aux offices et aux instructions religieuses, ils y apprendront à connaître et à aimer notre divine religion, c'est-à-dire à suivre la route qui conduit au bonheur ; en un mot, habituez-les, par vos exemples, à la pratique des vertus chrétiennes, et vous formerez ainsi des hommes aimés et estimés de toute la société, qui seront la joie, la consolation et le soutien de vos vieux jours.

Ainsi l'utilité d'une bonne éducation étant bien comprise, les moyens de la donner vous étant connus, si vous aimez vos enfants, si vous voulez les préserver autant qu'il est possible, des maladies et en faire d'honnêtes gens, vous ne vous contenterez pas de pourvoir à leurs besoins matériels et de développer leur intelligence, mais en même temps vous veillerez à ce qu'ils reçoivent une bonne éducation morale qui seule peut leur donner ce que nous devons chercher dans ce monde, le bonheur et la santé. Récompense accordée seulement à ceux qui observent les principes ordonnés à la fois par notre religion, la saine morale et l'hygiène, si parfaitement d'accord dans l'intérêt du développement et de la conservation de tout notre être. Qui résistera à cette triple source d'enseignement?

VINGTIÈME ENTRETIEN.

Nous avons terminé, dans le dernier entretien, l'étude de l'hygiène des facultés intellectuelles et des facultés morales; vous pouvez vous rendre compte de l'influence qu'elles ont sur notre santé; maintenant je vous entretiendrai de l'hygiène des organes du mouvement.

Lorsque, par suite d'une détermination de notre volonté, nous exécutons un acte qui fait mouvoir un ou plusieurs des muscles qui entrent dans la composition de nôs membres et de notre corps, il y a mouvement. Ainsi, le mouvement a pour cause notre volonté et pour agents les muscles qui se trouvent sous sa dépendance. Dès lors, je ne devais vous parler des mouvements qu'après vous avoir fait connaître leur moteur.

Le mouvement est une nécessité de notre nature et la conséquence de notre organisation; son excès comme son insuffisance sont également dangereux, et l'usage que nous en faisons a une grande influence sur notre santé. Aussi, l'hygiène établit-elle des préceptes pour nous apprendre à le régler.

Les mouvements, dont on désigne l'ensemble sous le nom

d'exercice, pratiqués simultanément par nos organes, en favorisent le développement et perfectionnent l'exécution de
leurs actes, quand ils sont convenablement dirigés; l'excès,
au contraire, fatigue le système musculaire, le rend incapable
de nous continuer son service : l'insuffisance de son action
nous affaiblit et nous rend inhabiles aux fonctions que notre
corps est appelé à remplir.

Ces principes s'appliquent non-seulement aux organes du
mouvement, mais encore aux organes des sens et à ceux de
nos facultés intellectuelles pour lesquelles un exercice modéré
est également une condition de développement de force, de
santé et de durée.

Chacun de nos muscles, pour obéir à un ordre du cerveau,
autrement dit à un acte de notre volonté, se contracte et par-
ticipe à un mouvement qui ne s'effectue qu'avec le concours
de plusieurs muscles. Cette contraction active le développement des muscles, et leur donne plus de force, de précision et
d'agilité. L'apprentissage de beaucoup de métiers en est un
exemple, et l'habileté que déploient certains artisans, la force
qu'acquièrent les hommes de certaines professions ne sont dues
qu'à l'exercice intelligent et répété de la série de muscles dont
ils se servent habituellement.

En effet; dans la partie mécanique des arts, les musiciens
nous offrent un exemple de finesse et de rapidité de mouvements prodigieuses; les sculpteurs, les graveurs, les ciseleurs
et les peintres ont une sûreté d'exécution qu'une longue pratique peut seule faire acquérir; et dans les professions purement mécaniques, les horlogers, les tailleurs, les couturières
nous offrent des exemples de rapidité et de précision remarquables.

Enfin les ouvriers qui portent ordinairement de lourds far-

deaux, ou qui se servent d'instruments pesants, ont les muscles des bras et des épaules très-développés, tandis que chez
les marcheurs et les danseurs de profession, ce développement se fait remarquer dans les jambes.

L'exercice d'une partie du corps, accompagné du repos
des autres, cause l'affaiblissement des muscles qui ne sont pas
en activité : ainsi les professions manuelles, exercées dans la
position assise, déterminent, à la longue, l'amaigrissement et
l'affaiblissement des jambes; tandis que les exercices qui mettent en mouvement la plupart des muscles, comme la marche,
la course, la danse et la natation ont une très-grande action par
l'ébranlement qu'ils impriment en même temps à toute notre
organisation.

De tels exercices, pris avec mesure, sont très-favorables à
la santé; ils activent et facilitent les fonctions nutritives et digestives, développent la respiration, augmentent certaines sécrétions, déterminent l'afflux du sang vers les extrémités; ils
reposent les organes du cerveau et des sens fatigués par une
longue application, et rendent de l'action aux membres engourdis pendant le travail d'une profession sédentaire.

Mais lorsqu'ils sont exécutés avec trop d'énergie, comme
dans une marche forcée, les fonctions sur lesquelles ils ont
de l'influence se trouvent excitées trop fortement; alors la digestion peut être compromise, la respiration est gênée, la
transpiration trop abondante, les muscles se trouvent fatigués;
ce trouble détermine la fièvre, et il y a ce qu'on appelle *cour-
bature*, état maladif qui ordinairement se guérit par le repos,
et qui, néanmoins, peut en certains cas devenir assez intense
pour déterminer une maladie plus grave. Ainsi l'exercice
musculaire que nous recommandons doit, comme celui de
toutes les fonctions du corps humain, être pris avec ménage-

ment, afin qu'il n'en résulte aucun dommage pour la santé.

Les fonctions organiques, celles qui président à la nutrition, à la respiration, etc., agissent sans aucune interruption et sans repos jusqu'à notre mort; il n'en est pas de même des fonctions dites animales : celles-ci fatiguent les organes qui les exécutent, à tel point qu'il est nécessaire pour la santé de les interrompre de temps en temps et de nous reposer, soit partiellement, comme il arrive quand nous laissons dans l'inaction seulement certains organes fatigués par le travail, soit complétement comme dans le sommeil, où toutes les fonctions animales sont suspendues.

Le repos partiel du corps n'est pas seulement, comme le sommeil, une loi de la nature, que l'on ne peut enfreindre sans danger, il est encore prescrit par la loi religieuse qui nous fait une obligation de travailler six jours et de nous reposer le septième. Cette prescription de la religion, comme toutes celles que j'ai eu occasion de vous rappeler dans le cours de cette instruction, a un caractère de bonté et de prévoyance conservatrice pour notre santé, et nous sommes bien coupables de la méconnaître et de l'enfreindre.

Le repos, considéré sous le rapport hygiénique, doit être proportionné aux forces du travailleur et à la nature de son travail. Si, comme nous l'avons dit, l'exercice qui met en activité certains muscles, est favorable à leur développement et à leur perfectionnement, le travail prolongé sans relâche et sans repos, fatigue et rend malade. En général, la journée de travail est partagée par deux ou trois repos partiels selon la quantité d'heures qu'elle contient, et elle est terminée par un dernier repos qui est suivi du sommeil de la nuit.

Quand les heures de travail et de repos sont réglées d'une manière méthodique, le corps peut supporter un travail assez rude sans trop de fatigue; il s'habitue facilement à exécuter la même chose aux mêmes heures; mais si vous n'êtes pas réglés sous ce rapport, si, pour rattraper le temps perdu, ou pour tout autre motif, vous prolongez le travail pendant la nuit ou que vous vous pressiez trop, une fatigue inaccoutumée vous avertit qu'il y a danger, et, si vous persistez, vous êtes arrêtés par une maladie.

Le dimanche, nous devons suspendre nos travaux habituels; néanmoins, il ne faut pas considérer ce jour comme destiné à un repos absolu, car la religion nous impose le devoir de le consacrer au Seigneur; mais n'entendez pas par là qu'il soit nécessaire de passer toute la journée à l'église : un hygiéniste doit vous dire comment vous pouvez l'employer d'une manière utile à votre santé et agréable pour vous, en mettant en jeu des organes autres que ceux fatigués par le labeur de la semaine.

Après avoir consacré le temps nécessaire à remplir vos devoirs religieux, employez ce qui vous en reste à satisfaire vos affections de famille, à jouir du bonheur intérieur, soit qu'il consiste, comme fils, à passer votre temps avec vos parents et à leur être agréable, ou, comme père, à vous occuper à diriger l'esprit et former le cœur de vos enfants, en partageant leurs amusements. Ces jouissances de l'âme sont bien propres à délasser des fatigues du corps et à calmer les tourments et les soucis dont personne n'est exempt; ce jour-là encore chacun a quelques devoirs de société à remplir, quelque ami à visiter ; donnez la préférence à celui qui est dans la peine, car lui, plus que personne, a besoin de vous. Que la tristesse où il se trouve, loin de vous repousser, vous attire vers lui; songez combien vous seriez heureux si, par un bon conseil, par des paroles douces et consolantes, ou par tout autre moyen, vous pouviez ramener le calme dans cette âme affligée. Trouvez encore le temps d'éclairer et de développer votre intelligence par des lectures salutaires qui fortifieront vos bonnes qualités et vous aideront à repousser les mauvais penchants qui ont une si grande tendance à dominer les hommes. Enfin des réunions de famille et d'amis où vous vous livreriez à des jeux honnêtes, devraient terminer pour vous cette journée consacrée au repos ; la nuit qui suivrait serait calme, vous jouiriez d'un sommeil réparateur, et le lendemain, vous seriez disposés pour le travail, tout en conservant un souvenir de paix et de bonheur que vous renouvelleriez avec plaisir. De cette manière tout y gagnerait, santé, famille et société.

Il en est beaucoup parmi vous qui mènent cette vie agréable et honnête, et on dit d'eux qu'ils sont bien heureux. Mais ce bonheur n'est ni cher ni difficile ; il est à la portée de tous ; pourquoi tous ne veulent-ils pas en profiter ? Pourquoi en est-il tant qui se conduisent autrement, c'est-à-dire, qui font mal ? Ceux-ci veulent, disent-ils, s'amuser (comme si les autres s'ennuyaient !) : il leur faut des plaisirs vifs ; ils travaillent pendant la semaine, ils veulent se divertir le dimanche, et pour cela ils boivent et ils mangent outre mesure ; puis leur raison les abandonne ; ils passent la nuit et souvent même la journée suivante au jeu, à la danse, etc., et finissent presque toujours par se quereller et se battre.

Ces plaisirs sont dangereux, car ces malheureux dépensent leur argent à détruire leur santé, ils perdent leur réputation, l'habitude du travail et tombent dans tous les désordres. La misère arrive traînant à sa suite tous les crimes, et ils deviennent une charge et une plaie pour la société. Enfin, c'est un malheur privé et public que la démoralisation d'un père de famille par les amusements de ce genre.

Il est des degrés dans le mal comme dans le bien. Beaucoup d'ouvriers se croient honnêtes gens et bons pères de famille, lorsqu'ils ne font qu'une partie du mal que je viens de décrire, lorsqu'ils ne sont que rarement ivres, **et** qu'ils conservent un peu d'argent pour les besoins de leur famille; ils appellent cette manière d'agir s'amuser honnêtement; mais ils se trompent, car il n'y a d'honnête et de bien que l'exécution entière de ses devoirs.

La première obligation d'un père de famille, c'est de s'occuper des siens; il leur doit tout son temps, toute son affection et tout son argent. Ce devoir, comme tous ceux qui sont imposés à l'homme, trouve sa récompense en lui-même. Je vous ai fait tout à l'heure le tableau des bons et des mauvais ménages; il s'en trouve autour de vous; voyez, comparez et décidez quelle est la meilleure manière de passer la journée consacrée au repos.

Le repos absolu, le sommeil est indispensable pour la réparation des forces, son insuffisance a des inconvénients pour la santé, et l'insomnie prolongée par violence amène la mort. Dans les temps de barbarie, c'était même un supplice en usage. Le sommeil doit avoir une durée en rapport avec l'âge, le sexe, la constitution et les fatigues. Ainsi un jeune enfant a plus besoin de dormir qu'un adulte; celui-ci plus qu'un vieillard, et la femme plus que l'homme. Sa durée doit encore être en raison des fatigues éprouvées; il est plus complétement réparateur pendant la nuit, et lorsqu'on se couche et qu'on se lève aux mêmes heures. Pendant le sommeil, le corps doit être débarrassé des vêtements qui le compriment et couché horizontalement, la tête un peu élevée, sur un lit ni trop dur, ni trop mou. Les lits de plumes dont on se sert dans nos campagnes sont malsains, parce qu'étant mous et chauds, ils s'imprègnent de toutes les émanations souvent sorties du corps de plusieurs personnes, quelquefois même de malades, et exercent sur ceux qui en font usage une influence pernicieuse. Jugez de ce que doivent être ces lits qui ont vu naître, vivre et mourir plusieurs générations successives sans avoir été nettoyés une seule fois !

Lorsque, pour examiner un malade, nous entr'ouvrons les couvertures, il s'exhale une odeur nauséabonde qui nous indique souvent une des causes de la maladie dont il s'agit. Celui dont l'odorat est habitué à un pareil foyer d'infection ne s'en aperçoit pas lui-même, mais sa santé n'en souffre pas moins. Je dois donc recommander à ceux qui couchent sur des lits de plumes, de les faire nettoyer fréquemment. Les matelas de laine et de paille d'avoine, à défaut de crin, sont très-sains et faciles à tenir proprement ; ils doivent d'ailleurs être exposés une fois par mois au grand air et au soleil, rebattus ou renouvelés après une maladie. Toutes les autres parties du lit, draps et couvertures, seront aussi très-propres, et l'oreiller qui doit tenir la tête élevée sera plutôt ferme que mou, car, quoique cette dernière qualité soit plus agréable, elle a l'inconvénient de favoriser la congestion du sang à la tête.

Je vous ai déjà parlé des conditions de salubrité qui doivent présider à la disposition des chambres à coucher ; j'ajouterai qu'il est malsain de coucher dans un lit renfermé par une alcove ou entouré de rideaux qui empêchent l'air de circuler librement et de se renouveler. Pendant le sommeil, la chaleur naturelle se reproduisant avec moins d'activité, il y a nécessité d'être suffisamment couvert. D'un autre côté, la peau ayant une puissance d'absorption plus grande que pendant la veille, il est dangereux de dormir dans le voisinage des marais et sur le sol humide. Enfin, en sortant du lit, la peau est ordinairement chaude et moite; il faut alors avoir soin , pour prévenir les accidents causés par un refroidissement subit , de se vêtir promptement. Ce n'est pas toujours impunément que vous sortez de chez vous, le matin, à moitié couverts.

Le sommeil est plus ou moins complet, et par suite, plus ou moins réparateur. Ainsi quand le corps est malade, ou lorsque l'esprit est agité, il y a insomnie, rêves pénibles, et tout cela cause un certain trouble dans notre repos. Lorsque, au contraire , on est en bonne santé et que l'esprit est calme, tous les organes de la vie animale sont engourdis, et les sens, les muscles et le cerveau sont dans une inaction absolue; le repos est complet.

Lorsque le sommeil est imparfait, quelques parties du cerveau demeurent éveillées et fonctionnent encore; dans cet état, il peut y avoir souvenir du passé, réminiscence des préoccupations habituelles ; alors surviennent ces rêves si bizarres et quelquefois si pénibles : si à cela se joint l'excitation des muscles correspondant aux régions du cerveau, il y a ce que l'on désigne sous le nom de somnambulisme.

Le somnambulisme n'est donc qu'un sommeil incomplet, pendant lequel nos facultés morales et intellectuelles ainsi que nos sens ne sont plus en partie dirigés par notre propre volonté, mais par un instinct en quelque sorte mécanique. Les somnambules peuvent parler, marcher, agir, se servir des objets qui leur sont familiers, éviter quelquefois ceux qui pourraient leur nuire; il en est même qui ont assez de lucidité pour répondre aux questions qu'on leur adresse; seulement ces actes et réponses, n'étant pas dirigés par leur volonté, sont incohérents, et ils n'en ont eux-mêmes aucune conscience. Ces phénomènes, toujours remarquables, sont chez certains somnambules si extraordinaires, qu'ils paraissent merveilleux à ceux qui ne savent pas s'en rendre compte. C'est pourquoi ils ont été exploités par le charlatanisme, et, malgré leur rapport indirect avec notre enseignement, je vous en parle pour vous mettre en garde contre ces prétendus somnambules qui n'en veulent qu'à votre bourse, au détriment même de votre santé.

Si les charlatans somnambules se contentaient de paraître deviner ce qui se passe à distance, de faire des tours de physique amusants et autres divertissements de ce genre, je ne m'en occuperais pas ; mais, lorsqu'ils veulent vous faire accroire que dans l'état de somnambulisme ils voient le siége de votre maladie et peuvent en apprécier la nature, et lorsqu'ils osent vous prescrire un traitement, ils vous trompent, et alors mon devoir est de vous avertir et de vous éclairer. Leurs observations ne peuvent avoir aucune consistance ; par conséquent leurs remèdes sont sans valeur et souvent même fort dangereux pour le patient qui leur accorde sa confiance.

Si vous en avez vu quelques-uns réussir dans certaines circonstances, c'est que la supercherie aura été plus intelligente et que le hasard s'en est mêlé. Enfin, et ceci m'est pénible à dire, il y a des hommes revêtus d'un caractère honorable, de connaissances sérieuses, des médecins, qui ne craignent pas de prêter la main à de pareilles fourberies, dans un but de cupidité. Vous pouvez recevoir de ceux-là, sous le masque du somnambulisme, les conseils de la véritable science, mais soyez assurés que le somnambulisme proprement dit n'y prend aucune part.

Défiez-vous, mes chers lecteurs, de tous les gens qui s'é-
loignent de la médecine rationnelle, car, s'ils sont de bonne
foi, ils sont ignorants, et s'ils ne sont pas de bonne foi, je vous
laisse le soin de les qualifier.

VINGT-UNIÈME ENTRETIEN.

Influence des climats et des saisons sur le corps. — Règles hygiéniq
pour les différents climats et saisons.

Quoique nous ayons fait l'exposé de l'hygiène de toutes les
fonctions qui concourent au développement, à l'entretien et à
la conservation du corps humain, ma tâche n'est pas encore
accomplie; il me reste à faire l'application de l'instruction hygiénique que je vous ai donnée à certaines circonstances particulières.

Les climats et les saisons modifient essentiellement les éléments auxquels nous sommes soumis, comme le tempérament;
l'âge, le sexe et la profession de chaque individu modifient
la constitution ; nous devons, afin d'éviter les accidents qui
pourraient résulter de leur influence, employer, selon les cas,
certaines précautions, avoir recours à des soins particuliers,
dont la connaissance est indispensable. C'est ce qui fera le
sujet de mes derniers entretiens.

La différence de température dans les divers climats est due
principalement au rapport de chaque région avec le soleil qui
l'éclaire et l'échauffe, et subsidiairement à la configuration de
chaque pays, à la nature de son sol et aux objets qui le recouvrent et l'avoisinent. Les contrées les plus éloignées du

soleil, qui reçoivent ses rayons moins longtemps et plus obli-
quement, ont un climat froid. Le rapprochement du soleil, sa
présence plus prolongée, et surtout l'action directe de ses
rayons déterminent un climat chaud. Entre ces deux températures opposées se trouve une température moyenne, c'est-
à-dire également éloignée du froid et du chaud excessifs,
c'est le climat tempéré. Les montagnes élevées, couvertes de
neiges et de glaces perpétuelles, entretiennent une température
froide dans leur voisinage, et tandis que le côté qui reçoit
l'influence du soleil est propre à la culture, celui qui en est
privé est à peu près stérile. Plus le sol d'une contrée est
élevé au-dessus du niveau de la mer, plus son climat est froid,
et plus il s'abaisse vers le niveau de la mer, plus son climat
se rapproche de la température normale de la latitude où elle
est située. A un degré égal de latitude, la température, dans
une région où le sol est blanc et sec, est plus chaude que
dans celle où le sol est humide et d'une couleur foncée. La
présence de vastes forêts concourt à entretenir une température plus fraîche et plus humide. Enfin les mers qui entourent
les îles et bordent les continents ayant une température toujours à peu près égale, adoucissent les climats froids et rafraî-
chissent les climats chauds des contrées qu'elles baignent ou
avoisinent, et répandent en même temps de l'humidité dans
l'air par l'évaporation continuelle qui se fait à leur surface.
Toutes les grandes masses d'eau, fleuves, rivières et lacs, produisent les mêmes effets.

Quant aux saisons, vous savez que leur retour périodique
est produit par la manière dont notre globe est éclairé par le
soleil, par l'élévation et l'abaissement apparents de cet astre
sur notre horizon. En été, sa présence étant plus prolongée et
son élévation lui permettant de frapper presque perpendicu-

lairement le sol, la température est chaude ; en hiver, au contraire, sa présence étant plus restreinte, et ses rayons ne nous arrivant que très-obliquement à cause de son abaissement, la température est froide. Comme pour les climats, la configuration et la nature du sol, les objets qui le recouvrent et l'avoisinent modifient les saisons et les avancent ou les retardent dans chaque contrée.

Connaissant ce qui détermine les climats et les saisons et aussi les circonstances accessoires qui les modifient, il vous sera facile de comprendre la profonde influence de ces agents extérieurs sur la constitution humaine et la raison pour laquelle les habitants des différentes contrées du globe présentent des variétés matérielles et morales si prononcées. Je vais essayer de vous expliquer ces phénomènes qui ne sont pas moins intéressants qu'utiles à connaître ; ensuite je vous dirai les règles hygiéniques qu'il est nécessaire de suivre pour chacun d'eux, et je terminerai par quelques mots sur les précautions que l'on doit prendre lorsque l'on change de climat, sur ce que l'on appelle acclimatement.

Tous les hommes, ayant une origine commune, devraient se ressembler et par leur nature spirituelle et par leur nature matérielle ; il n'en est pas ainsi, et quoique ces deux substances soient les mêmes partout, les divers climats les ont tellement modifiées qu'il existe des races d'hommes très-différentes les unes des autres, non-seulement par le corps, mais encore par l'esprit. Cette modification que les climats exercent sur notre organisation s'explique ainsi : lorsque le climat est froid, une constitution robuste est nécessaire pour résister à l'action déprimante d'une température rigoureuse ; les organes digestifs doivent être de force à supporter la quantité d'aliments substantiels indispensable à la réparation des

pertes occasionnées par un grand déploiement de forces ; et
les **organes de la respiration**, source principale de la chaleur,
doivent avoir assez de puissance et de développement pour
entretenir une température constante et égale. Sous un pareil climat, la terre ne produisant aucun des objets destinés à
notre conservation sans un travail dur, pénible et assidu,
les hommes de ces régions ont besoin de faire usage de leur
énergie physique et intellectuelle, de développer toutes leurs
facultés pour pourvoir à leurs besoins ; ils deviennent forts,
robustes et intelligents. Si le climat est chaud, il imprime à
l'organisation un caractère particulier qui permet de reconnaitre un habitant de ces contrées à des signes physiques
extérieurs. En général, sa taille est moins élevée ; il est plus
mince et ses mouvements ont plus de vivacité que de force ;
son esprit a plus d'activité que de profondeur ; ses passions
sont plus énergiques et ont moins de durée. L'action énervante
de la chaleur l'empêche de se livrer à aucun travail pénible ;
d'ailleurs, comme la terre produit presque spontanément tout
ce qui est nécessaire à l'existence et que la température à
laquelle il est soumis ne l'oblige pas à de pénibles travaux
pour s'abriter, il a moins besoin que l'habitant des contrées
septentrionales d'exercer ses facultés pour pourvoir à sa conservation.

Parmi les habitants de ces contrées, on trouve la race nè-
gre qui, si elle diffère par la forme et la couleur, n'en est pas
moins absolument semblable aux autres pour ce qui constitue
l'humanité. Comment se fait-il donc que cette communauté
d'origine, cette parenté spirituelle soient assez oubliées pour
que d'autres hommes réduisent ceux-ci à l'esclavage ? Leurs intérêts et leur cupidité seuls sans doute les portent à commettre un pareil forfait. L'infériorité intellectuelle plutôt que phy-

sique de ces habitants des pays chauds, infériorité qui leur fait supporter l'esclavage, peut être expliquée par l'influence du climat sur le sol qu'ils habitent. C'est un devoir pour les nations civilisées par le christianisme de leur porter la lumière intellectuelle et morale qui leur manque. Enfin, dans les climats tempérés où les étés et les hivers sont séparés par des printemps et des automnes qui établissent une gradation entre ces deux saisons extrêmes, l'homme n'a pas trop à faire pour se défendre contre l'influence d'un froid intense et prolongé ou d'une excessive chaleur. Là, son activité doit pourvoir à ses besoins journaliers, et le travail est bien pour lui une obligation, mais elle n'est pas tellement impérieuse qu'il ne lui reste quelques moments de loisir qui lui permettent de culti-ver son intelligence et de donner satisfaction à ses besoins moraux. Dans ces contrées favorisées par la nature, il peut acquérir, s'il sait profiter de ces avantages, un degré de dé-veloppement intellectuel, moral et matériel qui le met à la tête de la civilisation. La France étant placée dans ces heu-reuses conditions, il ne dépend que de nous tous qu'elle oc-cupe toujours parmi les nations le rang que la Providence lui a assigné.

Remarquez encore que chacun de ces climats subit dans certaines contrées des modifications qui peuvent les rendre in-salubres, principalement par suite de l'humidité provenant de l'évaporation de grandes masses d'eau qui les entourent ou couvrent une partie de leur étendue.

Dans les climats froids et humides, les habitants sont pe-tits, faibles, maladifs, leur vie est courte ; les végétaux et les animaux sont peu développés, peu nourrissants et ne suffisent qu'imparfaitement à l'alimentation du petit nombre d'indi-gènes. Quand l'humidité accompagne un climat chaud, il en résulte, sur le corps de l'homme, une action débilitante qui l'épuise et l'expose à être atteint d'une maladie dangereuse par la corruption de l'air provenant de la putréfaction rapide des matières organisées. Les pays où toutes ces causes d'insalubrité se trouvent réunies devraient être abandonnés s'ils ne pouvaient être assainis. Enfin, tous les avantages que présentent les régions tempérées, tant sous le rapport de la production du sol que sous celui de la santé des habitants, disparaissent quand l'humidité y est permanente. Les produits du sol sont alors plus aqueux ; ceux qui exigent l'action d'une chaleur forte et prolongée manquent complétement ; les animaux destinés à la nourriture de l'homme sont grands et volumineux, mais l'art peut seul donner à leur chair de la fermeté et des propriétés nourrissantes.

Les hommes, lorsqu'ils ne se défendent pas contre l'inflence de cette température humide, sont forts en apparence, mais sans énergie, et d'une constitution molle dite lymphatique qui dispose à beaucoup de maladies. Ils ont donc besoin de lutter sans cesse pour se défendre contre toutes les causes d'affaiblissement dont ils sont entourés; et cette lutte, qui ne peut être exercée avec succès que par l'action de l'intelligence, dirigée spécialement vers leurs besoins matériels, continuée de génération en génération, peut non-seulement améliorer les productions du sol et les races d'animaux, mais encore les soustraire aux fâcheuses influences qu'ils avaient à redouter et modifier leur constitution : c'est le triomphe de la science et de l'art sur la nature. C'est ce qu'enseigne l'économie sociale, science nouvelle parmi nous, qui, si elle est bien dirigée, si elle s'occupe autant des besoins moraux que des besoins matériels, doit faire marcher l'humanité vers son amélioration et la civiliser réellement.

L'insuffisance des produits de ces contrées oblige leurs habitants à avoir recours aux autres nations; ils sont forcés de devenir négociants et navigateurs, et pour exercer convenablement les nombreuses professions qui découlent de ces travaux, il faut une activité intellectuelle, un développement des organes des sens et du mouvement qui mettent en action toutes les facultés humaines et qui ont pour résultat de constituer des natures fortes et énergiques.

L'Angleterre et la Hollande nous offrent un exemple de ce que l'homme peut faire pour améliorer sa position quand il est placé dans des lieux qui ne présentent pas des ressources suffisantes à leur population; et ce fait confirme de nouveau ce que je vous ai dit si souvent, « que le Créateur a donné à l'homme des facultés propres à le faire vivre sur cette terre; s'il souffre et s'il manque du nécessaire, c'est parce qu'il ne fait pas un bon emploi de ses facultés. »

Maintenant que vous connaissez l'influence des différents climats sur la constitution de l'homme, il me sera facile de vous faire comprendre les règles hygiéniques que l'on doit suivre dans chacun d'eux. Ainsi, dans les climats froids, il faut un régime tonique et fortifiant, des viandes nourrissantes, des boissons spiritueuses, des vêtements chauds, des habitations également chaudes, et un exercice musculaire énergique. Là, les bonnes constitutions bien dirigées peuvent arriver à une vieillesse très-avancée. Dans les climats chauds, une nourriture légère plutôt végétale qu'animale, des boissons douces et acides, les infusions de thé et de café conviennent parfaitement et donnent de l'énergie aux organes épuisés par une excessive chaleur. Dans ces contrées, les boissons spiritueuses brûlent et tuent, et quoique les indigènes, qui les désignent sous le nom d'eau de feu, les aiment avec passion, ils doivent s'en abstenir complétement. Malheureusement il n'en est pas toujours ainsi. Quant aux climats tempérés, toutes les règles que je vous ai enseignées dans les entretiens précédents leur conviennent particulièrement; je ne vous en dirai donc rien ici. Pour les climats humides, froids ou chauds, aucune règle, aucun régime ne peut vaincre leur influence délétère; et comme je vous l'ai déjà dit, ils devraient être ou assainis ou abandonnés. Mais la science, aujourd'hui, a trouvé les moyens de rendre productifs et habitables les contrées jusqu'alors redoutées.

Enfin, les règles hygiéniques des climats froids s'appliquent aux climats tempérés humides : viandes nourrissantes, boissons spiritueuses, thé, café, habitations et vêtements chauds, exercice énergique.

Lorsqu'on quitte un pays pour en habiter un autre différent par sa constitution atmosphérique, notre organisation se trouvant brusquement soumise à des influences auxquelles elle n'est pas habituée, peut être dérangée; il est donc nécessaire, lorsque l'on change de climat, de prendre quelques précautions afin de conserver sa santé. Ceci ne doit pas vous étonner, car vous savez tous que quand un habitant de nos campagnes va demeurer dans une grande ville, souvent il tombe malade après quelques mois de séjour; vous dites alors qu'il paye son tribut : c'est un effet du changement de climat plus encore d'un changement de nourriture, de travaux et d'habitation; et, si à ces causes matérielles il se joint des troubles moraux, comme le chagrin d'avoir quitté son village, on a ce que vous appelez le mal du pays, et ce que nous autres, médecins, nous désignons sous le nom de nostalgie, maladie qui ne peut être guérie que par le retour.

Lorsque le changement de climat est bien tranché, par

exemple, lorsque l'on va de France dans les colonies
ou bien en Algérie, toutes les constitutions étant plus
ou moins troublées par ces grands déplacements, les personnes faibles et délicates doivent ne pas s'expatrier; ces
climats sont dangereux pour les vieillards, et les enfants
ne les supportent plus facilement qu'en prenant de grandes
précautions. Il faut combiner le voyage de manière à arriver à
l'époque où la température est moins élevée, suivre en com-
mençant le régime des habitants de la contrée, car il y a dans
chaque région des règles d'hygiène traditionnelles, basées
sur l'expérience, auxquelles il faut se soumettre. Ainsi, dans
l'Algérie, où les transitions du chaud au froid sont subites, il
convient d'avoir des vêtements ordinaires en laine, et d'autres
supplémentaires qui, au besoin, se mettent et se retirent facilement par-dessus les premiers. Le régime doit être plus
végétal qu'animal, et l'usage du café est préférable aux boissons alcooliques dont l'abus est mortel sous ce climat.

Par ces moyens, les colons peuvent, sans inconvénient pour
leur santé, aller chercher les avantages qu'offre aujourd'hui
cette contrée devenue française, où le sol était tellement salubre et productif sous la domination romaine qu'on l'appelait
le grenier d'abondance de Rome, et qui n'est devenu stérile
et sauvage que depuis qu'elle a été abandonnée en grande
partie à elle-même par une population étrangère à la civilisation, vivant principalement du produit des pâturages, des
chasses et des rapines. Placée sous notre domination, elle
doit nourrir et enrichir ceux qui savent la cultiver; car, il en
est de la terre comme des hommes, elle a des facutés qui,
lorsqu'elles sont délaissées se perdent complétement; elle produit des ronces, des épines, comme l'homme inculte produit

des vices ; mais cultivez-la bien, elle vous donnera des trésors
et de grasses moissons.

Quant aux règles hygiéniques applicables aux saisons, dont
il me reste à parler, elles sont les mêmes que celles des climats.
Si la saison est chaude et sèche, le régime doit être léger, les
boissons douces, acides, et l'on doit s'abstenir de tout liquide
spiritueux ; si elle est chaude et humide, le régime doit être
tonique, le thé et le café sont très-favorables dans ce cas ; si
elle est froide, usez des viandes nourrissantes, des boissons
alcooliques avec modération et faites un exercice énergique.

Enfin, je terminerai cet entretien par une dernière remarque
qui doit encore vous donner un exemple de la bonté et de la
sagesse de Celui qui a créé toutes choses.

L'homme trouve dans chaque contrée tout ce qui lui est
nécessaire pour sa conservation. Dans les pays froids, les
viandes, les végétaux et les assaisonnements destinés à son
usage, ont des propriétés fortement nourrissantes et excitantes,
très-propres à entretenir sa force et son énergie; il y trouve des
fourrures et des laines qu'avec un peu d'industrie il fait servir
contre les intempéries de l'air. Dans les contrées chaudes, les
substances alimentaires, les boissons et les assaisonnements
ont une saveur, un arome et des propriétés plutôt excitantes
que nourrissantes, qui lui rendent l'énergie que lui ôte le
climat ; le coton que produisent ces contrées peut lui fournir
des vêtements légers et suffisants pour le garantir des ar-
deurs du soleil. Usez donc de ce que la nature met à votre
portée, vous vous en trouverez bien ; tandis que malheur à
vous, si, par suite de goûts dépravés, vous transgressez les
règles propres aux conditions dans lesquelles vous êtes
placés !

VINGT-DEUXIÈME ENTRETIEN.

Du tempérament. — Ce qui le constitue. — Examen des différents tempéraments. — Règles hygiéniques applicables à chacun d'eux. — Premiers soins à donner aux attaques d'apoplexie, aux coups de sang.

Je vous ai dit que le tempérament, l'âge, le sexe et la profession imprimaient à notre constitution de nombreuses modifications : avec des soins, on peut éviter les accidents qui naissent de l'influence exercée sur nous par ces différentes conditions. Je vais dire quelques mots des tempéraments et des règles hygiéniques qui leur sont applicables.

Lorsqu'un homme supporte bien la fatigue, travaille longtemps, vous dites de lui qu'il a un bon tempérament; si, au contraire, ayant le désir de travailler, il n'en a pas naturellement la force, alors il est mou, il a un tempérament faible. Quand il est vif et ardent, vous le désignez comme un homme courageux et ayant du nerf. Enfin, s'il manque d'action et de bonne volonté, si son intelligence est affaiblie, vous dites qu'il n'a pas de cœur; qu'il n'est propre à rien. Eh bien : j'accepte votre classification des tempéraments, quoiqu'elle ne soit pas tout à fait celle des savants, parce qu'elle me permettra de faire, suivant chaque nature, des applications hygiéniques que vous comprendrez plus facilement. Voyons d'abord ce qui constitue chaque tempérament, les causes qui le déterminent et le modifient.

Il est en nous deux classes de fonctions au moyen desquelles nous exécutons tous les actes de la vie : l'une nous donne la force; l'autre, l'énergie; la première, purement matérielle et organique, est principalement représentée par le système sanguin, et l'autre, qui est immédiatement sous la dépendance du cerveau, dont les manifestations ont lieu par l'intelligence et les sens, a pour instrument le système nerveux : l'un et l'autre de ces deux systèmes forment la base de tout tempérament, et selon que l'un prédomine sur l'autre, il est ou sanguin ou nerveux. S'ils sont dans un état d'équilibre complet, l'homme jouit à un haut degré de toutes ses forces; il a ce qu'on peut appeler un tempérament mixte et bon; cet état n'est qu'une exception, et le plus souvent l'un des deux systèmes l'emporte sur l'autre. Outre ces deux types, il en existe deux autres qu'on peut appeler la négation des premiers. Ainsi, lorsqu'un homme a le système sanguin tellement affaibli, tellement pauvre, qu'il n'a pas de force, qu'il est mou, que chez lui les tissus blancs dominent, il a un tempérament que l'on nomme lymphatique. Si son intelligence est affaiblie, s'il n'a pas d'énergie, si ses sens manquent d'activité et son système musculaire de force, tout cela est le résultat d'un amoindrissement du système nerveux, qui le rend incapable de travail. Enfin, chacun de ces derniers types peut s'allier avec l'un des premiers d'une classe différente et former encore autant de sous-types; mais nous nous occuperons seulement des premiers parce que tous les autres viennent s'y rattacher.

Les tempéraments dépendant de notre organisation sont nécessairement héréditaires; ils nous sont transmis par nos

parents comme la forme du corps, les traits et le caractère ;
mais ils peuvent être modifiés considérablement par diverses
circonstances matérielles et morales, telles que la qualité de la
nourriture, l'éducation, les relations sociales, la profession, etc.
Trop développés, ils ont de graves inconvénients, et tous nos
efforts doivent tendre à les entretenir dans de justes limites,
afin d'en obtenir tous les avantages qu'ils peuvent nous procurer.

Le tempérament sanguin est dû à la puissance et à l'énergie des organes digestifs qui leur permettent d'assimiler une
grande quantité de matière nutritive. Il se reconnaît à la fermeté des chairs, à l'animation du teint, à la coloration de la
peau, au volume et à la saillie des vaisseaux sanguins. La poi-
rine ordinairement est large et bien développée, le sang riche
et abondant, les mouvements forts et énergiques ; celui qui
le possède est actif et entreprenant, ses passions sont énergiques, et il a besoin de toute la force d'une raison éclairée
pour leur donner une bonne direction. Ce tempérament est
plus commun dans les climats froids ou tempérés que dans les
climats chauds. Dans les premiers, le régime, le travail, l'habitude, l'air, tout en un mot concourt à en favoriser le développement qui, bien dirigé, donne la force et la santé. Toutes
les règles hygiéniques que je vous ai enseignées dans les précédents entretiens lui sont particulièrement applicables. Si le
système qui le produit domine trop, il dispose aux maladies
inflammatoires, aux hémorrhagies, aux coups de sang. Dans
ce cas il est nécessaire de suivre un régime adoucissant dont
les légumes, le lait, les fruits et les boissons aqueuses seront
la base, pour obtenir une amélioration réelle et durable, il
doit être continué des années entières, car, lorsqu'il s'agit de

modifier ce qui constitue matériellement le corps, vous comprenez qu'il faut beaucoup de temps.

Lorsque le sang se trouve appauvri, le corps imparfaitement nourri est faible, maigre ou bouffi; la peau est pâle, les chairs sont flasques, les mouvements lents, l'esprit paresseux et les facultés morales engourdies. Cet état, qui constitue le tempérament lymphatique, lorsqu'il n'est pas originaire, peut provenir d'une mauvaise nourriture et d'un air malsain; il se rencontre plus particulièrement chez les femmes et les enfants. Pour se soustraire aux fâcheuses influences qu'il a sur nous, il faut éloigner toutes les causes qui favorisent son développement et se placer dans des conditions opposées, c'est-à-dire respirer un air vif et pur, avoir une nourriture fortifiante, des boissons toniques et excitantes.

Lorsque les organes des facultés morales et intellectuelles sont très-développés, c'est-à-dire lorsque le système nerveux a une grande énergie, il en résulte une grande surexcitation de tous les organes placés sous sa dépendance. Cet état constitue le tempérament nerveux. Quoique souvent originaire, il est cependant le résultat de l'éducation, qui, comme vous le savez, est à l'âme et à ses instruments ce que la nourriture est à la partie matérielle du corps; il se rencontre plus particulièrement à un point très-prononcé dans les pays chauds, et il est plus commun chez les femmes que chez les hommes. Il se reconnaît à une sensibilité excessive, quelquefois même maladive, à une mobilité de pensées, d'où il résulte certains désordres dans les actions; les sensations morales sont déréglées, souvent fausses. L'excès de ce tempérament est fâcheux, car il détermine ces maladies dites nerveuses, si pénibles et si difficiles à guérir; il trouble aussi les organes de la vie nutritive; les digestions se font mal et la santé est compromise. Toutes les maladies que je vous ai signalées comme dues aux désordres des affections morales n'ont pas d'autres sources : on dit vulgairement des personnes dont le système nerveux est excessivement développé et déréglé, que chez elles la lame use le fourreau. Cette figure est bien exacte : en effet, elles maigrissent et succombent prématurément à quelque maladie du cœur, du foie, de l'estomac ou de quelque autre organe essentiel.

Pour prévenir les funestes effets de cet état sur la santé, il faut s'abstenir de nourriture excitante et principalement de ces boissons enivrantes qui portent directement leur action sur le système nerveux, car si vous augmentez trop son activité, votre raison ne pourra plus le diriger et le dominer comme il est nécessaire. Le régime doit donc être doux quoique substantiel, et il faut surtout éviter ces impressions trop vives qui viennent provoquer des pensées de nature à troubler l'âme.

Avec ce tempérament bien développé et en même temps bien dirigé, les facultés intellectuelles et morales ont toute l'étendue et la profondeur que permet l'organisation cérébrale; c'est le tempérament propre à ces hommes de génie, la gloire des siècles qui les ont vus naître et l'honneur des nations qui les ont produits.

Pour terminer l'étude hygiénique des tempéraments, il me reste à vous entretenir du quatrième genre, que j'appellerai *apathique*, qui résulte de l'insuffisance et de la faiblesse du système nerveux. Ceux qui naissent ainsi ont les facultés intellectuelles très-bornées, les sensations obtuses et les affections morales engourdies. Pour eux, toutes les impressions de l'âme qui émeuvent sont amoindries; ils vivent dans la plus complète apathie et dans la plus grande insouciance ; enfin, si l'action du système nerveux est trop réduite, il en résulte l'abrutissement et même l'idiotisme.

L'hygiène ne peut malheureusement rien contre l'idiotisme mais elle a quelque pouvoir sur l'abrutissement, sur l'amoindrissement du système nerveux. Généralement cet état est dû à la mauvaise direction que les facultés ont reçue dans l'enfance, ou plutôt au manque de soins et de culture dont elles ont été l'objet. Quelquefois pour les adultes il provient d'un travail manuel purement machinal qui laisse l'intelligence dans l'inaction la plus complète pendant de longues années ; l'isolement habituel laissant l'âme et le cœur sans émotion, favorise aussi cet état misérable ; et trop souvent l'usage des boissons qui stupéfient et engourdissent le cerveau, concourt au même résultat. Pour combattre autant que possible les effets désastreux d'un pareil tempérament, il faut d'abord écarter toutes les causes qui l'ont produit ou bien qui servent à l'entretenir. L'éducation de l'enfant doit être faite avec soin et intelligence ; le régime doit être excitant, et on doit chercher à réveiller en lui, par l'exercice des facultés intellectuelles et morales, ce système nerveux engourdi.

J'ai dû vous exposer d'abord les types des quatre tempéraments principaux que peut présenter la constitution humaine ; mais il est rare que chacun d'eux soit assez prononcé pour effacer les autres. Le plus communément, ainsi que je vous l'ai déjà dit, ils sont mixtes, c'est-à-dire que le tempérament sanguin peut se rencontrer avec le développement exagéré du système nerveux ou son affaiblissement ; de même aussi le tempérament lymphatique existe avec toutes les modifications que peut présenter le système nerveux. Ainsi, par suite de notre organisation primitive ou de notre manière de vivre,

notre constitution présente ordinairement la prédominance
d'un ou de deux tempéraments sur les autres. Afin de détruire
l'influence fâcheuse que peut avoir pour notre santé cet excès
d'un tempérament, il faut, par un régime matériel et moral
bien entendu, modérer et affaiblir celui qui domine, fortifier
et développer celui qui se trouve opprimé. Par exemple, un
tempérament lymphatique et nerveux devra laisser en repos
son intelligence, faire taire ses passions, avoir un régime fortifiant et non excitant et prendre de l'exercice. Le sanguin, qui
a de la tendance à tomber dans cet état d'engourdissement
moral et intellectuel qui conduit à l'abrutissement, devra avoir
un régime matériel doux et excitant tout à la fois, et le système nerveux devra être réveillé par des occupations intellectuelles et des émotions morales qui en augmentent la sensibilité.

Ces développements suffiront, ce me semble, pour vous
faire comprendre la manière dont on doit diriger les constitutions afin d'éviter les maladies dues à l'exagération d'un tempérament. Ne me dites pas que mes conseils ne peuvent vous
convenir, et qu'il vous est impossible de vous y soumettre,
parce que vos occupations ne vous le permettent pas, que
votre métier ou votre profession vous obligent d'ailleurs à
faire toujours la même chose et ne vous laissent pas la possi-
bilité de vous occuper de votre santé. Je vous répondrai que
toutes les règles ci-dessus vous sont parfaitement applicables.
A l'égard du régime matériel, vous avez toujours, quel que
soit l'état de votre fortune, la faculté de choisir les aliments et
les boissons qui conviennent à votre santé, parmi ceux dont
vous faites usage habituellement; pour ce qui est des distractions et de l'exercice qui peuvent vous être nécessaires, il
vous est toujours possible d'y consacrer les heures et les jours

de repos qui vous sont accordés et prescrits. Ainsi, vous le voyez, l'art de savoir vivre, pris dans son acception hygiénique, consiste à utiliser, dans l'intérêt du corps, les ressources que chacun possède, et à mettre, suivant les circonstances, de l'harmonie dans cette machine, compliquée il est vrai, mais si bien organisée qu'en observant, avec le plus simple bon sens, les règles hygiéniques, on peut la soustraire à un grand nombre de maladies et la conserver longtemps en bon état.

Je terminerai cet entretien par quelques conseils sur les premiers soins à donner aux hémorrhagies et aux coups de sang, accidents particuliers aux tempéraments sanguins.

L'hémorrhagie nasale, plus effrayante que dangereuse, est, comme vous le savez, une perte de sang par le nez. Il n'importe de l'arrêter que dans le cas où elle se prolonge et est abondante. On y parvient ordinairement en employant quelques lotions d'eau fraiche sur la tête et sur la figure, en tamponnant l'ouverture du nez avec de la charpie imbibée de vinaigre et en comprimant fortement avec le pouce le côté du nez où se fait l'écoulement.

Le coup de sang ou apoplexie n'est autre chose qu'une hémorrhagie intérieure; le sang, au lieu de sortir par le nez, se répand dans le cerveau. Il y a alors subitement perte de connaissance, cessation de mouvement et danger de mort. Il faut, au plus vite, appeler le médecin, et, en attendant, ne pas rester oisif. Je ne vous conseillerai pas d'ouvrir une veine, car cette petite opération ne peut être faite que par une personne expérimentée; mais hâtez-vous de débarrasser le malade des vêtements qui peuvent gêner la circulation du sang, placez-le la tête élevée; faites continuellement des ablutions d'eau froide sur sa tête, ou, au moins, ayez soin qu'il ait toujours la tête couverte de linges mouillés et froids sans cesse renouvelés. Attirez le sang aux extrémités des membres par des bains de piéds chauds, brûlants même; enveloppez les pieds de cataplasmes synapisés. En continuant ces soins jusqu'à l'arrivée du médecin, vous aurez fait tout ce qui vous est possible pour arrêter le mal. Dans un cas aussi grave, si le malade revient à lui, il peut rester paralysé d'un ou de plusieurs membres, ce qui tombe dans le domaine de la médecine.

VINGT-TROISIÈME ENTRETIEN.

giène des enfants, des vieillards et des femmes. — Premiers soins à donner à quelques maladies de l'enfance : croup, convulsions et diar rhée.

Tous les principes que j'ai posés, toutes les prescriptions que je vous ai faites, ont eu pour but principal l'homme adulte ; je dois maintenant vous faire connaître les soins hygiéniques particuliers qu'exigent le vieillard, l'enfant et la femme.

L'enfant, à sa naissance et pendant les premiers mois de son existence, n'a que des besoins organiques, c'est-à-dire ceux qui servent au développement matériel de son corps. Dans les premiers moments de l'existence, il suffit qu'il soit convenablement nourri, couvert et tenu proprement. Le lait de sa mère donne à l'enfant un aliment naturel en rapport avec ses besoins et les forces digestives de ses organes ; pour lui, rien ne peut remplacer avantageusement cette nourriture. Si elle vient à lui manquer, l'enfant doit être confié de préférence à une bonne nourrice ; les soupes, les bouillies et le lait des animaux ne devant jamais être ajoutés que pour suppléer à l'insuffisance du lait maternel, et cela quelques mois seulement après la naissance. Il est indispensable de tenir l'enfant dans

la plus grande propreté pour que rien ne s'oppose aux excrétions qui sortent en abondance à travers la peau et aussi pour
que cette membrane si fine et si tendre ne soit pas altérée
par le contact des matières âcres et irritantes. La malpropreté
est la cause principale des rougeurs et des plaies que l'on
voit trop souvent sur le corps de ces pauvres petites créatu-
res négligées par leurs parents. Les vêtements ne doivent
jamais être étroits ni trop serrés, afin que rien ne s'oppose
à son développement et qu'il conserve toute la liberté de ses
mouvements. Je vous engage même à le laisser souvent tout
à fait libre s'ébattre sur un tapis au soleil ou dans une chambre chaude, et vous le verrez devenir fort et vigoureux; il
marchera plus tôt. D'un autre côté, ce jeune corps qui produit
une chaleur qu'il perd très-vite, a besoin d'être enveloppé de
façon à conserver une température modérée; il faut donc
ajouter à la couche ou à la chemise de toile qui couvre la
peau, un vêtement de coton ou de laine, selon la saison.

Vous vous rappelez le rôle important de l'air sur notre organisation et l'influence qu'il exerce sur notre santé; eh bien!
vous devez comprendre que l'enfant, cet être si frêle et si délicat, a besoin de respirer un air de la plus grande pureté.
Malheureusement il n'en est pas toujours ainsi, et, même à la
campagne, vous voyez des enfants étiolés, dans un état de
pâleur dû à l'aspiration habituelle de l'air vicié d'une chambre malpropre ou incomplétement aérée.

Ayez donc soin, vous qui aimez vos enfants, de les entourer dès leur naissance de propreté, d'air et de soleil, sans
cela tous les autres soins que votre tendresse pour eux vous
portera à leur prodiguer deviendront infructueux, et vous aurez la douleur de les voir malingres et maladifs.

Pendant les premiers mois de sa vie et pendant la durée de sa première dentition, l'enfant est exposé à de nombreuses maladies. Les soins-hygiéniques que je viens-d'indiquer sont les meilleurs et les plus sûrs préservatifs. Cependant je crois utile de vous parler des premiers secours à donner à un enfant en cas de certaines maladies qui doivent être détournées promptement.

Le croup se reconnaît à l'enrouement du cri et de la voix, à la toux rauque et surtout au sifflement de la respiration : en approchant l'oreille, on observe facilement ce caractère particulier de la maladie de l'enfant. Ce sifflement se produit dans la partie supérieure du conduit que je vous ai désigné sous le nom de larynx, et se distingue facilement du bruit que produit l'air en traversant les fosses nasales embarrassées, car il se fait entendre, même lorsque l'enfant respire par la bouche. A tous ces signes, et principalement au dernier, vous devez reconnaître la présence du croup; ne vous en laissez pas imposer par la gaieté de l'enfant, par son apparence de santé et par l'absence de la fièvre, le croup est là, il faut le combattre dès son début et au plus vite; une heure ou deux après, il n'est peut-être plus temps. Sitôt que vous aurez reconnu ces terribles symptômes, faites ce que je vais vous dire en attendant le médecin. Dans un verre d'eau tiède, mettez un grain ou cinq centigrammes d'émétique; donnez à l'enfant une ou deux cuillerées à bouche de cette solution toutes les cinq minutes, jusqu'à ce qu'il vomisse. Si le râle persiste, continuez; suspendez s'il cesse, et recommencez s'il reparaît. Si la face est rouge et la peau brûlante, appliquez au milieu du cou une, deux ou trois sangsues selon l'âge de l'enfant, et, en même temps, tenez le corps chaudement, surtout les pieds. Ces premiers soins peuvent guérir ou au moins arrêter les progrès de la maladie et rendre les prescriptions du médecin plus efficaces.

Les convulsions ont des signes qui permettent à tout le monde de reconnaître cette maladie. L'enfant perd connaissance, son corps se roidit, ses membres ont des secousses involontaires, ses traits se contractent et se relâchent, les paupières sont entr'ouvertes et agitées, le globe de l'œil se meut rapidement et le miroir se cache sous la paupière supérieure ou se retourne en dedans; quelquefois les dents se serrent et produisent un craquement. Cette crise peut durer quelques instants; elle peut être suivie d'un calme parfait, d'une agitation ou d'un profond accablement. Comme cet état exige un traitement énergique et intelligent qui n'est pas toujours le même, il est indispensable d'avoir recours au plus vite à un médecin. En l'attendant, couchez l'enfant sur le dos, la tête élevée, dénouez tous les liens de ses vêtements et surtout ceux qui serrent le cou, enlevez son bonnet et couvrez la tête de linges trempés dans l'eau froide, qui seront renouvelés à mesure qu'ils commenceront à s'échauffer; enveloppez les pieds et les jambes de cataplasmes de mie de pain ou de farine de lin chaude arrosée de vinaigre : laissez à l'enfant la liberté de ses mouvements et continuez vos soins après la crise pour en prévenir de nouvelles ; faites-lui avaler quelques cuillerées d'eau sucrée avec un peu de fleurs d'oranger ou une légère infusion de fleurs de tilleul. Point d'autres médicaments, point de drogues, point d'élixir ; surtout soyez calme auprès de ce pauvre petit être; qu'il n'entende pas de bruit, de cris, point de secousses ni de grands mouvements, qu'il y ait de l'air dans la chambre; si le médecin tarde à venir, et si les accès se renouvellent, ou si l'enfant est profondément assoupi, vous pouvez utilement, et sans danger au moins, appliquèr une ou deux sangsues derrière chaque oreille sans cesser les autres soins.

A cet âge, le dévoiement est une maladie qui effraye moins les parents, mais qui, cependant, fait bien des victimes; on l'attribue à la dentition, à un refroidissement, à une mauvaise digestion. Il cesse, puis reparaît. L'enfant continue à teter ou à manger; son appétit varie. Il n'est pas alité; cependant il maigrit, il perd de son activité; son caractère change, il crie souvent; trop heureux si on n'attribue pas sa maladie à des vers, et si on ne le gorge pas de tous ces vermifuges que vendent les charlatans. Quand, même en bonne santé, ses excrétions renferment des vers, on continue de lui donner des drogues qui purgent; alors la fièvre arrive, nous sommes appelés, et nous trouvons un enfant épuisé, ayant ce que nous appelons une maladie chronique des organes de la digestion, maladie grave qui aurait pu être prévenue avec un peu d'attention. Le dévoiement est presque toujours dû à un mauvais régime et à un air malsain. Les bouillies épaisses et réchauffées, les soupes ou les légumes mal préparés, réchauffés ou altérés, les fruits qui ne sont pas mûrs ou bien ceux qui sont pourris, le café au lait qui pour beaucoup d'enfants remplace trop souvent les soupes et les bouillies, ont des inconvénients que nous constatons tous les jours. Ces accidents peuvent cependant être évités facilement avec un peu plus de soin dans le choix et la préparation des aliments, et les vers si communs le seraient moins, car ils se développent surtout dans les corps mal nourris, comme ces insectes de la peau dont le nom seul inspire du dégoût et provoque une sensation désagréable, sont l'apanage des personnes qui manquent aux règles de la propreté en portant du linge sale et en ne se lavant pas.

Ici je termine ce que j'avais à vous dire sur les soins qu'exige la première enfance; ils sont bien importants puisque la santé et l'avenir de vos enfants en dépendent. Pour parcourir une longue carrière, il faut constituer le corps sur des bases solides. Tous les hommes doivent travailler; mais quand le travail est nécessaire à l'existence, il faut se bien porter pour pouvoir soutenir les fatigues d'une profession corporelle. Veillez donc à ce que, dès leur plus bas âge, il ne s'établisse pas chez vos enfants des germes de maladies qui se développeraient plus tard; ne leur donnez pas moins de soins qu'aux grains, aux arbres et aux plantes que vous confiez à la terre. Pour ceux-ci, une fois le terrain préparé, vous les arrosez, vous les abritez, vous dirigez leur développement, vous les taillez, vous les redressez et les soutenez. Aussi, vous êtes récompensés en raison de vos soins et de votre intelligence. Qu'il en soit donc de même pour vos enfants; soignez-les dès leur entrée dans la vie, soignez-les toujours, et ils rapporteront de bons fruits.

Un vieillard inspire à tout homme bien élevé un sentiment de respect et de vénération instinctif dont on ne se rend pas toujours compte, sentiment dû à plusieurs causes que je tiens à vous expliquer et qui sont de nature à augmenter les soins et les égards dont nous devons entourer la vieillesse.

On ne parvient à un grand âge qu'après avoir bien su conduire son corps et l'avoir préservé de tout excès, parce qu'on a été à la fois un homme intelligent et moral, en un mot, parce qu'on a été un homme honorable. Les passions n'ont pas consumé la vie, on a su éviter les faiblesses et les écarts inhérents à notre nature; l'expérience est venue et elle peut éclairer par ses leçons l'enfance et la jeunesse. C'est pour ces motifs principalement que les vieillards doivent être un objet.

de vénération : notre dévouement, notre reconnaissance à leur égard s'ils sont nos pères, ou simplement nos bienfaiteurs, ne sont pas des dettes que nous payons, c'est un devoir impérieux que nous remplissons et dont nous devons compte à Dieu qui nous le prescrit.

Chez les vieillards, les forces physiques s'affaiblissent alors que l'intelligence et le sentiment gagnent encore et s'épurent; ils ont, par conséquent, besoin d'une bonne nourriture, d'un air sain comme du calme de l'esprit et des sens. Si tous nos organes avaient une force égale, si, dans le cours de la vie, aucun d'eux n'éprouvait d'atteinte, s'il existait enfin dans notre organisation une harmonie parfaite, nous parviendrions à un âge très-avancé. Mais il n'en est pas ainsi : un vice héréditaire, une maladie contractée pendant l'enfance, les fatigues professionnelles, et plus encore une mauvaise direction de nos facultés morales viennent frapper un organe et l'affaiblir, le rendre impuissant; on devient infirme, et cet état est permanent pendant la vieillesse.

A cette époque de la vie, les résultats de toutes les impressions fortes que l'on a éprouvées pendant la carrière parcourue se font sentir; on souffre alors des excès du corps qui remontent à la jeunesse : il faut qu'elle se paye, comme on dit : quelquefois c'est une juste punition, mais plus souvent aussi c'est la conséquence d'un rude labeur entrepris pour soutenir sa famille ou pour servir son pays. Quoi qu'il en soit, un vieillard infirme doit être un objet de sollicitude pour tout le monde et de soins particuliers pour ceux qui lui sont attachés par le sang ou la reconnaissance. Les organes digestifs étant plus faibles et les besoins du corps moins grands, on doit lui choisir des aliments d'une digestion facile et contenant, sous un petit volume, une quantité suffisante de matières nutritives

des mets simples et assaisonnés de manière à faciliter la digestion; enfin des boissons légèrement toniques nécessaires
pour soutenir les forces. Les excès en tout genre et spécialement en aliments et en boissons excitantes sont funestes à
cet âge; ils produisent un désordre qui éteint subitement la
vie ou rend gravement malade. Pour un vieillard, un air pur
est indispensable; ses sécrétions étant souvent ralenties, on
doit leur venir en aide. A cet effet, la peau qui, comme tout
le corps, a perdu de sa vitalité, a besoin d'être tenue proprement; et le développement de la chaleur naturelle ayant
moins d'activité, il faut employer des vêtements plus chauds.

Les facultés intellectuelles et morales ne doivent être exercées que de manière à entretenir les connaissances acquises.
Tout excès en ce genre use de même que l'absence d'action,
et fait tomber dans un état d'abrutissement qui, s'il n'est pas
senti par celui qui en est atteint, n'en est pas moins pénible
pour ceux qui l'entourent. Toute passion vive, colère ou sensuelle détermine des accidents qui mettent fin à la vie des
vieillards. Chez ceux qui ont conservé la sensibilité du cœur,
si les affections tristes agissent comme des poisons lents, les
jouissances paisibles de la vie de famille, les douces distractions que donnent les souvenirs du passé, peuvent, à la fois,
prolonger la vie et la rendre agréable.

Il arrive un moment où les vieillards ne peuvent plus se
procurer eux-mêmes tous ces soins physiques et moraux;
c'est alors le devoir de leurs enfants, de leurs parents et de
tous ceux qu'ils ont obligés de les leur donner.

Le sentiment seul du devoir suffit pour faire honorer la
vieillesse; puis, ceux qui s'en acquittent comme il convient
sont honorés à leur tour. Les soins que vous aurez prodigués
aux vieillards, les égards dont vous les aurez entourés vous

seront rendus un jour. Instruite par votre exemple, la génération qui vous suit rendra plus douce votre vieillesse et vous
aurez fait ainsi votre devoir et un bon calcul.

Toutes les règles hygiéniques concernant l'enfance et la
vieillesse s'appliquent indistinctement à l'homme et à la
femme. Mais, pendant la durée de l'âge adulte, la femme a besoin de soins particuliers, à cause des indispositions auxquelles elle est sujette et des fonctions importantes qui lui ont
été attribuées par la nature, qui font d'elle l'agent actif de la
reproduction de notre espèce. Pour remplir ce devoir impérieux, il lui fallait une organisation plus délicate et plus sensible; elle avait besoin d'une grande énergie pour supporter
les veilles et les fatigues de la maternité : tout cela lui a été
départi, car si la femme a moins de force corporelle que
l'homme, moins de ces facultés qui donnent l'autorité et le
pouvoir, en revanche elle a plus de sensibilité de cœur, plus
de développement et de finesse dans les sentiments moraux ;
ses mouvements sont plus souples et plus doux.

Cette constitution de la femme et les fonctions qu'elle est
appelée à remplir la disposent à des maladies particulières dont
je n'ai pas à vous parler ici. Je vous dirai seulement à vous,
déjà mariés ou qui le serez bientôt, que vous ne devez pas
souffrir que vos femmes exécutent des travaux manuels trop
énergiques. A elles les soins du ménage et les professions qui
demandent plutôt de l'habileté et de la patience que de grands
efforts musculaires. Veillez à ce qu'elles se ménagent lorsqu'elles sont devenues mères ; n'oubliez pas combien elles
sont impressionnables et ne troublez pas le cœur de celle qui
nourrit vos enfants, car toute révolution détermine un trouble
qui fait plus de mal encore à l'enfant qu'à la mère. Exigez,
autant que cela peut se faire, qu'elles nourrissent elles-mêmes

leurs enfants. S'il en résulte pour elles quelques douleurs ou des fatigues, elles en seront bien dédommagées; d'abord matériellement parce qu'elles se rétabliront plus promptement après leurs couches, et qu'elles seront préservées d'une foule de maladies et d'indispositions auxquelles sont exposées celles qui veulent se soustraire à ce devoir de la nature; et ensuite, moralement, elles seront récompensées non-seulement par la satisfaction qu'elles éprouveront de voir leurs enfants venir à merveille sous l'influence d'une nourriture naturelle, mais encore par une foule de petites jouissances qu'une complète maternité peut seule procurer, et qui, se renouvelant chaque jour et à chaque instant, font oublier les fatigues, les veilles et les soucis.

N'entraînez jamais vos femmes dans ces lieux où tous les sens sont excités; éloignez d'elles les boissons spiritueuses qui portent à tous les désordres et causent la ruine des ménages. De plus, que les parents disposent leurs filles à la tâche sérieuse qui les attend en les éloignant des plaisirs qui peuvent les énerver, en fortifiant leur âme contre les écueils de leur sexe, de manière à en former des mères de famille bien constituées.

La santé de vos enfants dépend souvent de celle de leur mère. Je viens d'appeler votre attention sur les conditions fondamentales d'une bonne santé pour une femme. Vous ne vous doutiez peut-être pas des conséquences d'une fausse conduite ou de simples négligences à cet égard. Maintenant que vous êtes prévenus, il ne tiendra qu'à vous de les éviter.

VINGT-QUATRIÈME ENTRETIEN.

Hygiène des ouvriers. — Conseils hygiéniques sur l'apprentissage. — Hygiène des professions divisées en trois catégories : 1° professions sédentaires intellectuelles, 2° professions sédentaires actives, 3° professions qui s'exercent à l'air libre.

Pour terminer l'examen des circonstances qui modifient notre constitution et exigent des soins hygiéniques particuliers, il me reste à vous parler des professions. Vous remarquerez que tout dans mes entretiens a été dit au point de vue de l'intérêt des ouvriers en général, maintenant il existe des règles particulières à certaines professions, suivant leurs conditions hygiéniques.

L'avenir de l'homme dépendant de la profession qu'il embrasse et celle-ci ayant une grande influence sur la santé, je dois, comme hygiéniste, vous donner quelques conseils qui vous aideront à reconnaître celle qui peut convenir à vos enfants, puis vous indiquer les moyens de diriger vous-mêmes votre santé dans les différents métiers que vous exercez.

L'enfant doit toujours être guidé dans le choix d'une profession, afin que celle-ci soit en rapport avec ses dispositions, son intelligence, ses forces physiques, ses goûts et aussi avec la fortune de ses parents. Lorsqu'il y a accord entre toutes ces considérations, il a de grandes chances de réussite. Si, au contraire, une tendresse mal éclairée, une ambition déraisonnable engagent les parents à adopter une carrière qui flatte davantage leurs propres vues, ils sont conduits à faire des dépenses en pure perte et même à compromettre un avenir qui leur est cher. Il en est de même lorsque les parents veulent contraindre une vocation bien prononcée qui n'est pas un caprice ou une illusion, comme en ont si souvent les jeunes gens au moment de prendre un parti. Pour éviter ce double écueil, attachez-vous à reconnaître le caractère, le degré d'intelligence, la capacité physique de vos enfants. Consultez prudemment leurs propres dispositions; éclairez-les et usez de votre autorité pour les introduire dans la voie qui leur convient, car une profession adoptée au hasard engendre souvent pour la vie entière les conséquences les plus graves.

Il est des constitutions fortes et robustes qui peuvent supporter sans danger presque tous les exercices si variés des différentes professions; il en est d'autres, au contraire, dont les organes ont une faiblesse relative qui les dispose à contracter facilement les maladies qui dérivent de certaines influences. Il faut tenir compte de la disposition organique et ne pas prendre un métier qui fatigue des parties déjà faibles. Ainsi, un enfant délicat, d'un tempérament lymphatique, se trouvera mal dans une profession absolument sédentaire, comme celle de tailleur, de cordonnier, etc. Dans ces conditions, sa santé et sa constitution se détruiront complétement, les sources de la vie seront atteintes et facilement épuisées; tandis que s'il avait choisi une profession s'exerçant à l'air libre et demandant de l'activité musculaire, tous ses organes auraient pris de la force et sa constitution n'aurait fait que s'affermir. Je pourrais multiplier les développements de ce genre;

mais cela est si clair que vous m'avez déjà compris ; en sorte
qu'à l'aide de vos connaissances hygiéniques vous vous atta-
cherez avec soin à reconnaître la nature de la constitution de
vos enfants pour en faire principalement le point de départ de
la profession à leur donner.

Beaucoup d'ouvriers chez qui le sentiment paternel n'est
pas éclairé ou se trouve éteint, regardent comme le point le
plus important que leurs enfants gagnent quelque chose le
plus tôt possible. Ils ne leur laissent pas même le temps d'aller aux écoles, d'apprendre à lire et à écrire et d'acquérir
l'instruction nécessaire pour faire leur première communion.
A la ville, on s'empresse de les envoyer dans les fabriques ; à
la campagne, on les oblige à aider aux ouvriers, ou à ramasser
sur les chemins et dans les champs des engrais et de la nourriture pour les bestiaux. Avec de pareils exercices à cet âge, le
développement intellectuel et physique se trouve comme arrêté
chez les premiers par suite d'un travail purement mécanique et
de l'insalubrité de l'atmosphère des ateliers; ils restent pendant
toute leur vie maladifs et sans énergie. Les seconds prennent
de bonne heure des habitudes opposées à tout travail intellectuel, c'est-à-dire des habitudes de vagabondage et de pa-
resse; et, quand vient l'âge de l'apprentissage, ignorants et
déjà débauchés, il ne sont propres à rien. Souvent ils quittent
la maison paternelle et ne peuvent être occupés qu'aux travaux les plus pénibles et les moins productifs; n'ayant aucune aptitude, n'ayant pratiqué aucun travail régulier, ils
sont incapables de quoi que ce soit. S'il arrive que le temps
et les circonstances les tirent d'une condition aussi misérable,
privés des premières connaissances nécessaires, ils ne peuvent
sortir des premiers échelons de la carrière qu'ils ont embras-
sée. Mais le plus souvent cette classe d'individus vient de

bonne heure et à plusieurs reprises **reprises** peupler les prisons et les hôpitaux.

Cette vérité a inspiré à un philanthrope de notre époque, l'honorable M. Demetz, la pensée de créer **un** établissement en vue de ramener chez ces jeunes vauriens déjà condamnés pour vols ou autres méfaits, le sentiment de la dignité humaine et avec lui les principes de morale, de travail et de conduite qui leur ont manqué ou qu'ils avaient perdus. Cet établissement, fondé à Mettray, fait l'objet d'une juste admiration, et que vous partagerez vous-mêmes en songeant à tout ce qu'il faut d'habileté, de dévouement et de persévérance pour faire pénétrer la lumière dans ces âmes de ténèbres, pour reporter au bien les tendances de tous ces esprits adonnés au mal, enfin, pour créer ou refaire des hommes avec des natures brutes ou dégénérées.

Les malheureux parents qui abandonnent ainsi leurs enfants s'excusent sur leur misère; ils invoquent la nécessité; ils disent être dans l'impossibilité de faire aucun sacrifice pour eux. C'est là une erreur ou un vain prétexte, car l'éducation est gratuite en France pour les pauvres, et jusqu'à l'âge de la première communion, le travail d'un enfant n'est pas assez productif pour qu'il soit permis à des parents d'en faire un objet de spéculation. D'ailleurs, entre les classes, les jours de congé et pendant les vacances qui correspondent ordinairement à l'époque des plus forts travaux de la campagne, les enfants arrivés à un certain âge ont bien assez de temps pour travailler selon leurs forces qu'il importe de ménager. D'un autre côté, un enfant qui a reçu les premiers éléments de l'instruction trouve à apprendre une profession en donnant du temps à défaut d'argent.

Les dangers d'un état en désaccord avec les goûts et les

forces, les dangers encore plus grands qui résultent de l'absence de toute profession chez un individu n'existent pas seulement pour vos enfants ; ceux des personnes riches, qui n'ont aucunement besoin de gagner leur pain, doivent cependant, comme les vôtres, obéir à cette loi générale du travail.

Ceux qui veulent s'y soustraire, ceux qui n'emploient leur activité qu'à se créer des jouissances sensuelles qui deviennent bientôt pour eux des besoins factices insatiables, au lieu de pourvoir seulement aux besoins réels relativement restreints et de porter ensuite leur intelligence vers un but supérieur, enfin, ceux qui ne savent pas épargner leur fortune, tout en exerçant la charité, tombent dans une ruine inévitable.

Le défaut de travail engendre le désordre de la conduite, et celui-ci, à son tour, entraîne la perte des richesses, de la santé et de la considération. Le jeune homme qui en est arrivé là se trouve au même niveau de dégradation que l'enfant du pauvre à qui toute bonne direction a manqué. La misère et la démoralisation établissent entre l'un et l'autre une sorte d'égalité.

Sous le rapport hygiénique, nous devons considérer les professions suivant les facultés et les organes qu'elles mettent en activité, et suivant l'influence sur la santé tant de l'exercice qu'elles nécessitent que du milieu dans lequel l'ouvrier se trouve placé:

Je vous ai dit ailleurs qu'un exercice modéré est favorable au développement et à la conservation de nos facultés et de nos organes, qu'un exercice forcé les épuise, de même que l'inaction les affaiblit; par conséquent, dans notre but hygiénique, nous envisagerons les professions d'après le genre d'exercice qu'elles occasionnent, en groupant ensemble celles qui mettent en jeu les mêmes organes quoique avec une certaine variété de mouvements. Nous établirons donc seulement trois catégories de professions, savoir : *les professions sédentaires intellectuelles*, dans lesquelles les muscles sont inactifs en tout ou en partie; *les professions sédentaires actives*, qui s'exercent à l'intérieur, mais avec le concours du système musculaire, et enfin, *les professions extérieures*, c'est-à-dire celles qui s'exercent à l'air libre.

Dans les travaux intellectuels tels que ceux des écrivains, artistes, fonctionnaires, etc., l'activité se produit principalement dans le cerveau; les sens sont faiblement occupés et les muscles restent dans le repos. Si ce genre de travail qui occupe exclusivement l'esprit est trop actif ou trop prolongé, le cerveau se fatigue, tandis que tous les autres organes privés d'exercice s'affaiblissent, se troublent, et la santé peut être compromise. Il est donc indispensable que les hommes qui se livrent aux lettres, aux sciences et aux arts, prennent quelques précautions pour entretenir les fonctions organiques. Ils doivent éviter de travailler aussitôt après leur repas, marcher pendant quelques heures chaque jour, chercher quelques distractions en dehors de leurs travaux habituels, et surtout ne pas prendre sur leur sommeil pour travailler. Malheureusement cette dernière prescription est quelquefois pour eux la plus difficile à remplir; car, si un artisan peut exécuter sa besogne en causant, en chantant et en pensant à autre chose, s'il est le maître de la suspendre et de se reposer quand il lui plaît, il n'en est pas ainsi de celui qui travaille avec son intelligence; pour ce dernier, son occupation le suit partout, aussi bien à la promenade et pendant les repas qu'au cabinet. Poursuivi par ses idées, il ne peut prendre part à aucune distraction; trop souvent même la nuit ne l'arrête pas et le sommeil n'est pour lui qu'une agitation dont le but est le même que celui de la journée.

Ayez donc un peu plus de considération, vous, ouvriers industriels, pour des hommes qui abrégent leur vie en cherchant par un travail d'esprit les moyens d'être utiles à l'humanité, et méprisez seulement ceux qui emploient leurs facultés à faire des ouvrages contre la religion, la morale et la société.

Les ouvriers qui exercent à l'intérieur des professions sédentaires, tels que les horlogers, les bijoutiers, les couturières, les brodeuses, les cordonniers, les tisserands, etc., éprouvent une partie des inconvénients qui incombent aux travailleurs intellectuels. Certains muscles restent aussi inactifs et s'affaiblissent, l'harmonie organique se trouble, et la santé est facilement compromise lorsqu'on néglige d'exercer, par un moyen quelconque, les parties qui restent inactives.

D'un autre côté, dans chacune de ces professions il y a des organes qui sont plus particulièrement fatigués. Ainsi, chez les horlogers, les yeux travaillent et la vue s'altère promptement; les couturières et les brodeuses se tiennent ordinairement courbées et se déforment la poitrine; les cordonniers, forcés d'appuyer continuellement leurs formes sur l'estomac, blessent cet organe.

Je ne puis que conseiller à tous d'éviter la fatigue et de faire le plus souvent possible un exercice d'un genre opposé à celui de leur profession.

D'autres ouvriers également sédentaires exercent des professions plus actives, comme dans les ateliers, les mécaniciens, les menuisiers, les charrons, les serruriers, les chaudronniers, les peintres, etc. Ils se trouvent dans des conditions moins défavorables que ceux dont je viens de parler, parce que l'exercice qu'ils font est suffisant pour entretenir le développement de tous leurs organes, pour faciliter la circulation e

aider la digestion. Cependant quelques travaux obligent à
prendre des précautions, surtout pour des ouvriers qui, enfer
més dans des ateliers, mettent en œuvre des matériaux exha-
lant des odeurs malsaines et éprouvent plus ou moins les inconvénients d'un air altéré. Dans ce cas, il est vrai que les
ouvriers ne sont pas exposés aux variations atmosphériques,
mais ils ressentent bientôt les influences plus fâcheuses d'un
air vicié. La plupart sont pâles, maigres ou bouffis et disposés
aux maladies dites organiques dont le début est obscur, la
marche lente, et pour lesquelles, par ces motifs, le médecin
est ordinairement appelé trop tard. Il faut prévenir ces conséquences en renouvelant souvent l'air des ateliers avec un
bon système de ventilation combiné avec une bonne méthode
de chauffage, et en sortant pendant la durée de chaque repas
et pendant tout le temps consacré au repos.

Indépendamment de ces mauvaises influences, il en est qui
proviennent spécialement des matières servant à certaines fa-
brications. Ainsi les corroyeurs, les vidangeurs, les ouvriers
qui fabriquent le blanc de céruse, les broyeurs de couleurs,
les étameurs de glaces et bien d'autres, respirent pendant
tout le temps de leur travail un air imprégné de substances
putrides ou vénéneuses qui, introduites dans le sang par la
respiration, l'empoisonnent lentement. Depuis quelques années, la science appliquée à l'industrie a trouvé le moyen de
détruire ou d'atténuer beaucoup les dangers de ces professions, et bientôt il n'y aura plus que les ouvriers indociles,
imprudents et rebelles aux bons conseils, qui en seront victimes. Parmi les découvertes faites dans ce but, je vous citerai
seulement les substances connues sous le nom de chlorure de
chaux et de soude qui ont la propriété de désinfecter les matières putrides et de purifier tous les lieux rendus insalubres

pai la décomposition des matières organiques. Cette découverte est due au génie bienfaisant de l'honorable M. Labarraque.

La dernière catégorie dont j'avais à vous parler, comprend toutes les professions actives qui s'exercent à l'air libre; elle est la plus importante parce qu'elle réunit un plus grand nombre d'ouvriers, tels que les cultivateurs, les vignerons, les jardiniers, les marins, les maçons et tous ceux qui travaillent aux constructions. Tous ont un avantage commun bien précieux, c'est de respirer un air pur et sain, à moins qu'ils ne soient placés dans le voisinage d'émanations putrides, ce qui est une exception. Ils sont, à la vérité, plus particulièrement exposés aux variations atmosphériques ; mais il leur est facile de s'en garantir en se couvrant convenablement. D'ailleurs l'exercice, par lui-même, les préserve en partie de l'action du froid et de l'humidité, et il leur suffit de ne pas conserver sur eux des vêtements mouillés pendant les moments de repos, pour éviter les accidents occasionnés par un refroidissement. Il leur est plus difficile de se soustraire à l'influence débilitante de l'excessive chaleur; les moissonneurs particulièrement en sont fort incommodés. Des vêtements en toile, simples, légers et d'une couleur claire, un large chapeau de paille, peuvent seuls les protéger contre les rayons d'un soleil trop ardent. Ils doivent, pendant le temps consacré aux repas et au sommeil, éviter le voisinage des eaux et tous les lieux trop frais, car la cessation brusque de la transpiration détermine une perturbation intérieure qui est souvent le point de départ de graves maladies. Ces professions mettent en action toutes les facultés physiques; elles placent les ouvriers dans les conditions les plus favorables au développement et à la conservation des forces; quelques-unes, et particulièrement l'agriculture, exigent en outre le concours des facultés intellectuelles. En effet, l'agriculteur ayant besoin d'étudier, d'observer et de réfléchir sur la portée des travaux qu'il est appelé à exécuter, son intelligence se trouve continuellement en action, et surtout aujourd'hui que, pour être au niveau des progrès, il doit en quelque sorte unir la science de la théorie à celle de la pratique, être à la fois industriel et négociant.

La profession qui met continuellement l'homme en présence de la nature dans ce qu'elle a de plus beau et de plus précieux doit par cela même le rendre plus moral et plus religieux.

Parmi les ouvriers agricoles, ceux dont le travail est purement manuel, ceux qui ne font que remuer la terre, épandre les fumiers, détacher le grain de l'épi, etc., sont, il est vrai, dans de bonnes conditions pour l'exercice des organes essentiels à la vie matérielle; mais, comme tout homme dont l'intelligence reste inactive, ils sont exposés à perdre graduellement leurs facultés intellectuelles. N'est-il pas vraiment affligeant de voir un si grand nombre d'ouvriers parvenus à l'âge de 60 ans n'être plus que des machines, tandis que, s'ils avaient su, même dans les instants de loisir, occuper leur esprit à des lectures morales et instructives, rechercher les distractions auxquelles participent le cœur et l'intelligence, ils auraient conservé dans un âge avancé les plus précieuses facultés?

Quant aux autres professions dont l'exercice se fait en plein air, elles sont, comme l'agriculture, placées dans de bonnes conditions hygiéniques; et, si la santé des ouvriers de cette catégorie se trouve quelquefois altérée, la cause doit en être attribuée bien plus aux imprudences qu'ils commettent ou aux excès qu'ils font, qu'au milieu dans lequel ils vivent.

Ici je termine ce que j'avais à vous dire sur chaque profes-

sion, et sur les causes de maladies auxquelles sont plus particulièrement exposées certaines classes d'ouvriers. S'il n'est
que trop vrai que la plupart des travaux auxquels nous sommes tous obligés fatiguent notre corps et usent nos organes,
vous voyez qu'avec des précautions toujours possibles on peut
atténuer beaucoup ces effets et même les prévenir entièrement.
Ce qui nous consolera de l'obligation du travail, ce qui en
adoucira les ennuis passagers, c'est que ceux qui ne travaillent pas ne laissent pas pour cela leurs organes en repos. Au
lieu de s'en servir utilement pour eux et pour les autres, ils
en font des instruments de jouissances purement sensuelles
dans lesquelles ils s'usent plus vite que les ouvriers laborieux.

Travaillons donc, tout en nous ménageant, et prenons les
précautions que l'hygiène nous conseille pour travailler longtemps en conservant notre santé.

VINGT-CINQUIÈME ENTRETIEN.

Résumé des leçons précédentes. — Énumération des divers avanta
que l'on peut retirer de l'étude du cours d'hygiène.

J'ai terminé la tâche que j'avais entreprise; je vous ai exposé tout ce qu'un médecin, qui a une longue expérience et
qui connaît les habitudes, les préjugés et les besoins des populations ouvrières et agricoles, peut enseigner dans l'intérêt
de la santé, au milieu des influences contraires sans cesse
agissantes dans les différentes conditions de la vie. Je n'ai plus
qu'à résumer cet enseignement et à examiner le profit qui doit
en résulter pour vous.

Je vous ai appris à connaître les besoins du corps sous le
rapport de la nourriture, et les propriétés des aliments qui
servent à votre régime. Entre les substances mises à votre disposition, vous saurez le choix que vous avez à faire. Les
viandes et les légumes seront préparés et assaisonnés avec
plus de soin, sans exclure pour cela l'économie.

Pouvant de même vous rendre compte des effets des différentes boissons qui désaltèrent, aident aux digestions et fortifient le corps, vous en ferez un meilleur usage et surtout vous
éviterez l'abus qui détruit la santé

Connaissant l'importance de la respiration qui, durant toute notre existence, introduit l'air vital dans nos poumons, sachant que la santé dépend de la pureté de l'air qu'on respire, instruits sur les causes qui peuvent le vicier, vous saurez prendre toutes les précautions nécessaires pour maintenir autour de vous une atmosphère salubre et atténuer les émanations malsaines que vous seriez forcés de respirer.

Vous ignoriez l'utilité des sécrétions; vous les regardiez comme une source de malpropreté, et vous n'en teniez compte que pour vous soustraire à leurs inconvénients. Aujourd'hui, éclairés sur l'importance de leur régularité, vous veillerez à ce que les conduits et les pores par lesquels elles sont expulsées du corps soient libres; vous accorderez les soins nécessaires à la peau, principal organe des sécrétions.

Vous saurez mieux approprier les vêtements à vos besoins en vous rappelant qu'ils doivent protéger le corps sans le blesser, et qu'ils sont pour vous non de simples ornements, mais avant tout des moyens contre l'action des influences extérieures.

Connaissant la sensibilité des organes des sens et les causes qui peuvent les altérer, vous saurez mieux vous en servir et les ménager de manière à en jouir jusque dans la vieillesse.

Beaucoup d'entre vous ne se doutaient nullement des inconvénients qui résultent pour le corps de l'ignorance et de la mauvaise direction donnée à nos affections morales, et, au point de vue de la santé, ils ne pouvaient attacher aucune importance à l'instruction et à l'éducation. J'ai donc été conduit à vous démontrer et à vous rendre sensibles les dangers auxquels sont exposés ceux qui négligent le développement de leur intelligence, et qui s'abandonnent à leurs passions.

D'après mes convictions, il a été infiniment consolant pour

moi de vous faire voir et de vous répéter qu'en tous ces points les conseils d'une bonne hygiène sont d'accord avec les vœux des plus sages législateurs, des moralistes les plus distingués et aussi avec les prescriptions de la vraie religion, en sorte qu'en accomplissant les préceptes que je vous ai tracés pour la santé du corps, vous remplirez les devoirs de bons citoyens et de chrétiens véritables.

Il y a quelques années, il a été jeté parmi vous de nombreuses théories sociales avec la prétention séduisante de parvenir à un bonheur égal pour tous les hommes, à une liberté d'action complète pour chacun, et par suite à une fraternité générale. Illusion contraire à la nature de l'homme, à ses droits et à ses devoirs réels! Il en est résulté momentanément un désordre social dont riches et pauvres ont été plus ou moins victimes. La partie morale de mon enseignement vous prémunit contre ces égarements.

Le travail étant pour tous une obligation, j'ai dû vous faire comprendre la nécessité de l'exercice et vous éclairer sur les moyens de ménager les agents principaux du mouvement, suivant chaque profession, et de maintenir les autres en harmonie.

Exposés aux variations atmosphériques souvent considérables provenant du changement de saisons et de climats, vous avez appris à les adoucir et à prévenir la perturbation profonde qui peut en résulter dans l'économie du corps.

Afin de vous rendre plus facile l'application des règles d'hygiène, je suis entré dans les circonstances particulières déterminées par le tempérament, l'âge, le sexe et les professions. Je n'ai pas pu prévoir ce qui convient à chacun en particulier, car il y a autant de constitutions différentes que d'individus, et telle impression qui rend l'un malade ne produira aucun effet sur l'autre. Vous, comprenez donc qu'on ne peut poser en hygiène que des règles générales. C'ést à chacun de s'étudier, de s'observer et de prendre dans les principes établis ce qui lui convient spécialement.

Pour rendre mon enseignement aussi complet et aussi utile que possible, j'ai essayé de vous mettre en état de donner les premiers soins aux indispositions légères afin de prévenir le développement de maladies graves, et les premiers secours pour les accidents qui peuvent compromettre la vie en cas de retard et de négligence. A cet égard, je n'ai pu trop vous mettre en garde contre les charlatans qui exploitent votre bourse au détriment de votre santé.

Si 'tous les hommes se conformaient aux préceptes de l'hygiène et aux lois de la société et de la religion avec lesquelles ils sont toujours d'accord, ils y trouveraient les bases les plus solides du bonheur sur la terre. Il n'est pas nécessaire de faire des révolutions politiques et sociales pour être heureux, il suffit de combattre les passions qui assiégent notre corps et notre âme. C'est pourquoi j'ai cru indispensable dans ce cours de m'adresser à la raison pour l'éclairer, la fortifier, afin de vous mettre en garde contre vos véritables ennemis.

. ,Toutefois l'homme créé pour la société n'a pas à considérer seulement son bien-être personnel; sa nature a cela de particulier qu'il ne saurait trouver une complète satisfaction isolément, c'est-à-dire en dehors de ses semblables.

La bienfaisance dont nous voyons journellement les prodiges, inspirée par ce sentiment naturel, a pris depuis quelque temps un immense développement; on ne se contente plus de remédier au mal lorsqu'il est arrivé, on s'occupe encore activement de le prévenir, c'est-à-dire de faire ce que j'ai appelé de *l'hygiène publique et morale*. Ainsi le gouvernement surveille les voies publiques, l'assainissement des habitations ; il éloigne d'elles les professions insalubres, fait examiner les boissons et les substances alimentaires, favorise l'établissement des lavoirs et des bains à bon marché, etc.; voilà pour l'hygiène proprement dite. Puis, quand il s'occupe de l'éducation des enfants, quand il prend soin des enfants abandonnés, quand il favorise les établissements de bienfaisance, quand il fonde les caisses d'épargne, celles de retraite pour la vieillesse; quand il soutient les sociétés de secours mutuels, etc., il fait de l'hygiène morale, puisque toutes ces institutions sont en faveur de l'humanité. —

Arrivé au terme de ma tâche, ma récompense sera bien douce si j'ai pu vous dévoiler quelques-uns des mystères de notre organisation et les moyens de la réglementer, car par là j'aurai agrandi le cercle de votre intelligence, fortifié votre moralité et contribué à la conservation de votre corps.

TABLE DES MATIÈRES

CONTENUES DANS CE VOLUME.

QUATRIÈME ENTRETIEN.

CINQUIÈME ENTRETIEN.

SIXIÈME ENTRETIEN.

SEPTIÈME ENTRETIEN.

HUITIÈME ENTRETIEN.

VINGTIÈME ENTRETIEN.

TABLE ANALYTIQUE ET ALPHABÉTIQUE.

A

B

C

D

E

F

G

Paris, imprimerie de Paul Dupont, rue de Grenelle-Saint-Honoré, 45.